食物相克与药物相克

李春深◎编著

天津出版传媒集团

天津科学技术出版社

本书具有让你"时间耗费少，养生知识掌握好"的方法

免费获取专属于你的《食物相克与药物相克》阅读服务方案

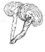

循序渐进式阅读？省时高效式阅读？深入研究式阅读？由你选择！
建议配合二维码一起使用本书

微信扫描二维码
免费获取阅读方案

◆ **本书可免费获取三大个性化阅读服务方案**

1、**轻松阅读**：为你提供简单易懂的辅助阅读资源，每天读一点，简单了解本书知识；
2、**高效阅读**：为你提供高效阅读技巧，花少量时间掌握方法，专攻本书核心知识，快速掌握本书精华；
3、**深度阅读**：为你提供更全面、更深度的拓展阅读资源，辅助你对本书知识进行深入研究，透彻理解，牢固掌握本书知识。

◆ **个性化阅读服务方案三大亮点**

🕐 时间管理 科学时间计划　　📖 阅读资料 精准资料匹配　　💬 社群共读 阅读心得交流

★不论你只是想循序渐进，轻松阅读本书，还是想掌握方法，快速阅读本书，或者想获取丰富资料，对本书知识进行深入研究，都可以通过微信扫描【本页】的二维码，根据指引，选择你的阅读方式，免费获得专属于你的个性化读书方案。帮你时间花的少，阅读效果好。

图书在版编目（CIP）数据

食物相克与药物相克／李春深编著．－－天津：天津科学技术出版社，2018.1（2020.9重印）

ISBN 978－7－5576－3411－7

Ⅰ．①食…　Ⅱ．①李…　Ⅲ．①忌口－基本知识②药物相互作用－基本知识　Ⅳ．①R155②R969.2

中国版本图书馆 CIP 数据核字（2017）第 169172 号

食物相克与药物相克
SHIWU XIANGKE YU YAOWU XIANGKE
责任编辑：孟祥刚

出　　版：天津出版传媒集团
　　　　　天津科学技术出版社
地　　址：天津市西康路 35 号
邮　　编：300051
电　　话：(022) 23332390
网　　址：www. tjkjcbs. com. cn
发　　行：新华书店经销
印　　刷：唐山富达印务有限公司

开本 670×960　1/16　印张 16　字数 300 000
2020 年 9 月第 1 版第 2 次印刷
定价：58.00 元

前　言

随着社会经济的发展和物质生活水平的提高，人们对一日三餐的要求不再仅满足于填饱肚子，已逐渐从吃饱转变到吃好。提倡膳食平衡，讲究科学饮食，也愈来愈被社会关注和重视。药物或食物相克，是指药物与食物之间，药物与药物之间，食物与食物之间存在着相互拮抗、相互制约的关系。如果搭配不当，就会引起中毒或不适反应，这些反应大多呈慢性过程，往往在人体消化吸收和代谢过程中，降低药物或营养物质的利用率，从而导致营养缺乏，代谢失常，产生疾病或加重病情。

"相克"一词本来是中医理论中指阴阳五行之间的辩证关系而言的，其实，在借金、木、水、火、土反映脏腑之间相互制约和协同关系的同时，还寓意着食物的五色五味与五行之间的辩证关系。相克有广义与狭义之分，本书所指的食物相克就是取其广义的概念。

在日常生活中，我们常常有一些约定俗成的习惯吃法，虽然没给身体健康带来明显的损害，但有些不科学的食物搭配，或影响食物营养成分的吸收，或给人体留下看不见的隐患，这些都属相克之列。人们在注重科学膳食的同时，更应注重饮食搭配、食物相克及饮食宜忌。人们在生病或身体不适的时候，更需要了解食物和药物的性质，掌握食物与药物之间的相克机理，避免因饮食或服药不当而延误甚至加重病情。药物或食物相克的研究是属于正常人药理学及营养卫生学范畴。目的在于深入探讨药物或食物之间存在的各种制约关系，以便于人们在安排膳食中趋利避害；提倡制约关系，以便于人们在安排膳食中趋利避害；提倡合理配餐，避免药物或食物相克，防止药物或食物中毒，提高食物营养素或药物在人体的生物利用率，对确保身体的健康，有着极其重要的意义。

为此，依据人们日常生活的实际需求，我们组织医学、药学及营养学专家及专业技术人员，参考国内有关资料，编写了《药物相克与食物相克》一书。本书探讨药物或食物之间存在的各种制约关系。主要内容包括：食物相克的中医理论、食物相克、药物相克及与食物相克的药物等。

目　录

第一篇 食物相克的中医理论

中医对食物的认识

一、要合理利用食物

合理利用食物主要是指合理选择食物、合理烹调加工、采用适当的食品类型等。

首先，必须注意合理选择食物，如果食物种类选择得当，又具有相应的食疗性能，加之搭配合理，就能符合人体健康的需要，同时又能达到一定的治疗目的。反之就可能对人体健康不利或引起某些疾病的发生。如心神不宁的人，应选择小麦、百合、莲子、大枣、猪心、鸡蛋等养心安神的食物。

其次，合理烹调加工食物也很重要，它可以减少食物中水谷精微——营养素的损失，又可使食物增强其可食性而易于被人体消化吸收，如煮米饭时不宜淘米次数过多、不宜用力搓洗、水温不宜过高；如蔬菜类食物则应取材新鲜，宜先洗后切，切后不宜久置，做菜时加入适当的佐料以增加食物的色香味等。

第三，采用适当的食品类型也是必不可少的。如防治感冒采用辛味或芳香食物时不宜煎煮过久，以免香气挥发，失去解表功效；又如脾胃病往往采用粥食，以利于调理脾胃。

在一般情况下，食物多采用单独食用，但为了增强食物的食疗效果和可食性，以及营养保健作用，也常常把不同的食物搭配起来应用，食物的这种搭配关系称食物的配伍。食物之间或食物与药物通过配伍，由于相互影响的结果，会使原有性能有所变化，因而可产生不同的效果。根据食疗的具体情况，可以概括为以下四个方面。

（1）相须相使。

即性能基本相同或某一方面性能相似的食物互相配合，能够不同程度地增强原有食疗功效和可食性。如当归生姜羊肉汤中，温补气血的羊肉和补血止痛的当归配伍，可增强补虚散寒止痛的功效；与生姜配伍可增强温中散寒效果，同时还可去除羊肉的膻味。又如菠菜猪肝汤，菠菜与猪肝均能养肝明目，两者相互配伍可增强补肝明目之功效，长于治疗肝虚目昏、夜盲症等。

（2）相畏相杀。

即当两种食物同用时，一种食物的不利作用能被另一种食物降低或消除，在这种相互作用的关系中，前者对后者来说是相畏，而后者对前者来说是相杀。如经验认为，大蒜可防治蘑菇中毒，橄榄能解河豚、鱼、蟹引起的轻微中毒，蜂蜜、绿豆解乌头、附子毒等均属于这种配伍关系。

（3）相恶。

即两种食物同用后，由于相互牵制，而使原有的功能降低甚至丧失（产生这种配伍关系的食物其性能基本上是相反的）。如食银耳、百合、梨等养阴生津润燥的食物，又加食辣椒、生姜、胡椒等，就会减弱前者的功能；又如食羊肉、牛肉、狗肉之类温补气血的食物后，又食绿豆、鲜萝卜、西瓜等，则前者的温补功能也会相应减弱。在日常饮食中，这类不协调的食物同时出现在食谱里的情况很少，但是各地习惯不同，而且人们有时可能进食多种食物，所以有时也可能遇到这种情况。

（4）相反。

即两种食物同用时，能产生毒性反应或明显的副作用。据记载，蜂蜜反生葱、反蟹，海藻反甘草，鲫鱼反厚朴等，但这类情况均有待进一步证实，从人们长期饮食经验看，食物相反的配伍关系极为少见。

在多数情况下，食物通过配伍后，不仅可以增强原有的功效，而且还可以产生新的功效。因此，配伍食用食物较单一食用食物有更大的食疗价值和较广的适应范围。此外也可改善食物的色、香、味、形，增强其可食性，提高人们的食欲。这就是配伍的优越性，也是食物应用过程中的较高形式。根据以上食物配伍的不同关系，在实际应用中，就可以决定食物的配伍宜忌。此外，还应当指出，一些地区喜欢在做菜时加生姜、葱、胡椒、花椒、辣椒等佐料，如果佐料与食物的性能相反，不能一概认为是相恶的配伍。如凉拌蔬菜时加入姜、葱或花椒、辣椒一类佐料，因用量较少，仅起到开胃、美食、增进食欲的作用。

二、食物的四性

1. 寒性食物

主要有苦瓜、苦菜、莲藕、蕹菜、西红柿、茭白、蕨菜、紫菜、竹笋、冬瓜、黄瓜、瓠瓜、慈姑、荸荠、甘蔗、柿子、柚、甜瓜、香蕉、西瓜、桑葚、公英、马齿苋、田螺、蛏肉、猪肠、蟹、海带、海藻、淡豆豉、酱、食盐等。

2. 热性食物

主要有鳟鱼、辣椒、花椒、芥子、肉桂等。

3. 温性食物

主要有高粱、糯米、鸡肉、羊肉、狗肉、猪肝、火腿、猫肉、鹿肉、雀肉、鳝鱼、虾、蚶、鳙鱼、鲢鱼、海参、熊掌、淡菜、鹅蛋、香橼、佛手、薤白、韭菜、小茴香、刀豆、芥菜、香菜、生姜、葱、大蒜、南瓜、木瓜、香花菜、油菜子、韭子、龙眼肉、杏、杏仁、桃、樱桃、石榴、乌梅、荔枝、栗子、大枣、胡桃仁、紫河车、小茴香、羊乳等。

4. 凉性食物

主要有小米、大麦、小麦、荞麦、绿豆、豆腐、猪皮、鸭蛋、薏苡仁、蘑菇、茄子、白萝卜、冬瓜子、冬瓜皮、丝瓜、油菜、菠菜、苋菜、芹菜、西瓜皮、菱角、枇杷、橙子、芒果、橘、柑、苹果、梨、茶叶等。

5. 平性食物

上面介绍的是食物的四性，即寒性、热性、温性、凉性食物，但有些食物，四性表现不明显，归为平性食物，主要有粳米、玉米、陈仓米、猪肉、猪肺、猪心、猪肾、鹅肉、龟肉、鳖肉、牛肉、猪蹄、白鸭肉、鹌鹑、鸡蛋、鸽蛋、鹌鹑蛋、海蜇、黄鱼、泥鳅、鲳鱼、青鱼、鲛鱼、鲫鱼、鳗鲡鱼、燕窝、蜂蜜、蜂乳、牛奶、芡实、榧子、木耳、银耳、百合、白果、莲子、黑芝麻、豇豆、黑大豆、赤大豆、蚕豆、黄豆、落花生、无花果、桃仁、李仁、酸枣仁、李子、榛子、葡萄、扁豆、豌豆、芋头、土豆、红薯、藕节、胡萝卜、白菜、洋葱、萝卜子、南瓜子、黄花菜、香蕈、荠菜、香椿、大头菜、圆白菜、橄榄、白砂糖、荷叶、青蒿等。

三、食物的五味

1. 酸性食物

主要有鳟鱼、赤豆、西红柿、马齿苋、木瓜、杏、梨、枇杷、橙子、桃、石榴、荔枝、柚、芒果、李子、橄榄、香橼、佛手、山楂、椰子瓤、乌梅、蜂乳等。

2. 苦性食物

主要有苦瓜、苦菜、大头菜、香椿、淡豆豉、公英、槐花、香橼、佛手、薤白、慈姑、荷叶、杏仁、百合、白果、桃仁、李仁、海藻、猪肝等。

3. 辛性食物

主要有生姜、葱、芥菜、香菜、白萝卜、洋葱、芥子、油菜子、油菜、萝卜子、大蒜、青蒿、芋头、芹菜、韭子、肉桂、辣椒、茴香、韭菜、薤白、香橼、陈皮、佛手等。

4. 甘性食物

主要有高粱、玉米、粳米、糯米、陈仓米、小米、大麦、小麦、荞麦、红薯、黄豆、黑大豆、绿豆、赤小豆、蚕豆、薏苡仁、落花生、木耳、银耳、甘蔗、柿子、橄榄、柑、苹果、荸荠、莲子、酸枣仁、杏、胡桃仁、李子、梨、西瓜、甜瓜、菱角、西瓜皮、陈皮、桃、香蕉、山楂、椰子瓤、罗汉果、樱桃、桑葚、荔枝、芒果、柚、橘、葡萄、龙眼肉、无花果、大枣、栗子、椿子、黑芝麻、白砂糖、蜂乳、蜂蜜、牛奶、肉桂、豆腐、蘑菇、莲藕、茄子、蕹菜、西红柿、茭白、蕨菜、白萝卜、冬瓜子、丝瓜、洋葱、竹笋、香花菜、萝卜子、藕节、土豆、菠菜、荠菜、黄花菜、南瓜、洋白菜、芋头、扁豆、豌豆、胡萝卜、白菜、芹菜、瓠瓜、冬瓜、黄瓜、豇豆、冬瓜皮、青蒿、枸杞、榧子、芡实、南瓜子、香蕈、猪肉、猪肺、猪肠、猪髓、猪皮、猪蹄、猪肚、猪心、羊肉、鹿肉、鸡肉、鹅肉、牛肉、蛏肉、白鸭肉、雀肉、鹌鹑、熊掌、火腿、鸽蛋、鸭蛋、燕窝、紫河车、黄鱼、泥鳅、鲳鱼、青鱼、鳙鱼、鲢鱼、鲅鱼、鳗鲡鱼、鲤鱼、鲫鱼、塘虱鱼、鳝鱼、虾、海马、龟肉、鳖肉、蚶等。

5. 咸性食物

主要有小米、大麦、猪肉、猪髓、猪肾、猪蹄、猪心、猪血、火腿、狗肉、白鸭肉、龟肉、蛏肉、熊掌、鸽蛋、淡菜、海菜、海参、蟹、田螺、海带、海蜇、海藻、紫菜、鳗鱼、苋菜、紫河车等。

四、根据食物的性味归经选择食物

1. 清热泻火类食物

主治：内火病症。主要食物有苦瓜、苦菜、蕨菜、茭白、百合、西瓜、松花蛋等。

2. 清热生津类食物

主治：燥热伤津病症。主要食物有荸荠、甜瓜、西红柿、甘蔗、柑、甜橙、苹果、柠檬等。

3. 清热燥湿类食物

主治：湿热病症。主要食物有荞麦、香椿等。

4. 清热解毒类食物

主治：热毒病症。主要食物有马齿苋、苦瓜、南瓜、蓟菜、豌豆、赤小豆、绿豆等。

5. 清热凉血类食物

主治：血热病症。主要食物有藕、茄子、芹菜、丝瓜、蕹菜、黑木耳、向日葵子、食盐等。

6. 清热利咽类食物

主治：内热咽喉肿痛病症。主要食物有橄榄、罗汉果、荸荠、鸡蛋白等。

7. 清热解暑类食物

主治：暑热病症。主要食物有西瓜、椰汁、绿豆、赤小豆、绿茶等。

8. 清化热痰类食物

主治：热痰病症。主要食物有白萝卜、冬瓜子、荸荠、紫菜、鹿角菜、海带、海藻、海蜇等。

9. 散风热类食物

主治：风热感冒病症。主要食物有杨桃、豆豉、茶叶等。

10. 散风寒类食物

主治：风寒感冒病症。主要食物有芥菜、葱、生姜、香菜等。

11. 温化寒痰类食物

主治：寒痰病症。主要食物有洋葱、杏、生姜、佛手、香橼、桂花、橘皮、芥子等。

12. 止咳平喘类食物

主治：咳嗽喘息病症。主要食物有小白菜、百合、白果、杏仁、枇杷、乌梅、落花生、梨等。

13. 健脾和胃类食物

主治：脾胃不和病症。主要食物有南瓜、圆白菜、芋头、木瓜、胡萝卜、扁豆、无花果、山药、香菜、大枣、栗子、玉米、柚、芒果、猪肚、白鸭肉、牛奶、粳米、糯米、醋等。

14. 健脾化湿类食物

主治：湿阻脾胃病症。主要食物有薏苡仁、蚕豆、香椿、大头菜等。

15. 驱虫类食物

主治：虫积病症。主要食物有南瓜子、石榴、椰子肉、大蒜、榧子、榛子、乌梅、醋等。

16. 消导类食物

主治：食积病症。主要食物有萝卜、山楂、麦芽、茶叶、鸡内金、神曲、薄荷叶等。

17. 温里类食物

主治：里寒病症。主要食物有羊肉、鸡肉、韭菜、葱、蒜、干姜、辣椒、胡椒、花椒、八角茴香、小茴香、丁香、桂花等。

18. 祛风湿类食物

主治：风湿病症。主要食物有樱桃、木瓜、薏苡仁、鹌鹑、黄鳝、鸡血、五加皮等。

19. 利水类食物

主治：小便不利、水肿病症。主要食物有玉米、赤小豆、黑豆、西瓜、冬瓜、葫芦、白菜、白鸭肉、鲤鱼、鲫鱼等。

20. 通便类食物

主治：便秘病症。主要食物有菠菜、西红柿、香蕉、蜂蜜等。

21. 安神类食物

主治：神经衰弱、失眠病症。主要食物有小麦、高粱米、蘑菇、莲子、百合、龙眼肉、酸枣仁、猪心、石首鱼等。

22. 行气类食物

主治：气滞病症。主要食物有荞麦、高粱米、菠菜、白萝卜、韭菜、茴香、大蒜、火腿、佛手、香橼、橙子、橘皮、橘等。

23. 活血类食物

主治：血瘀病症。主要食物有桃仁、油菜、慈姑、茄子、山楂、蚶、醋、酒等。

24. 止血类食物

主治：出血病症。主要食物有黄花菜、栗子、黑木耳、刺菜、乌梅、香蕉、莴苣、枇杷、藕节、猪肠、槐花等。

25. 收涩类食物

主治：滑脱不固病症。主要食物有石榴、乌梅、芡实、高粱、莲子、黄鱼、鲶鱼等。

26. 补肝类食物

主治：肝阳上亢病症。主要食物有芹菜、西红柿、绿茶等。

27. 补气类食物

主治：气虚病症。主要食物有粳米、糯米、小米、黄米、大麦、山药、小麦、籼米、土豆、大枣、胡萝卜、香菇、豆腐、鸡肉、鹅肉、鹌鹑、牛肉、兔肉、狗肉、青鱼、鲢鱼等。

28. 补血类食物

主治：血虚病症。主要食物有枸杞菜、枸杞子、核桃仁、豇豆、韭菜、丁香、羊乳、羊肉、狗肉、鹿肉、鸽蛋、雀肉、鳝鱼、海虾、淡菜等。

29. 滋阴类食物

主治：阴虚病症。主要食物有银耳、黑木耳、大白菜、梨、葡萄、桑葚、牛奶、甲鱼、乌贼鱼、猪皮、鸡蛋黄等。

食物五行学说古人的五行学说，在食物相生相克中的应用如下：

相生：木生火、火生土、土生金、金生水、水生木。酸生苦、苦生甘、甘生辛、辛生咸、咸生酸。

相克：木克土、土克水、水克火、火克金、金克木。酸克甘、甘克咸、咸刻苦、苦克辛、辛克酸。

在进行食物搭配，制作菜肴时，按照相生相克理论搭配食物，相生食物，可以搭配食用；相克食物，搭配时要慎之又慎，以免发生中毒事故或身体不适。因此，家庭成员、厨师应予注意。

在搭配食物时，还要注意季节、地区、个人身体状况等，进行科学搭配。只有注意了上述原理，我们的饮食与身体才相适宜，才能补充我们人体营养的需要。

六、食物相宜

1. 酸性食物与苦性食物相生相宜

①酸性食物有：马齿苋、柚、橙子、山楂、青果、猪肉、野鸭、杏、桃、梨、花红、金橘、杨梅、杨桃、木瓜、醋。

②苦性食物有：豆豉、芦笋、生菜、慈姑、苦菜、枸杞、苦瓜、海棠、羊肝、糯米、芜菁、猪肝、羊肉。

③菜肴搭配举例。

猪肉＋枸杞（枸杞肉丝）、马齿苋＋枸杞（枸杞拌马齿苋）、柚子＋慈姑（柚子慈姑沙拉）、橙子＋枸杞（橙子枸杞沙拉）、猪肉＋芦笋（猪肉炒芦笋）、山楂＋羊肝（山楂炒羊肝）、芦笋＋野鸭（芦笋烧野鸭）

2. 苦性食物与甘性食物相生相宜

①甘性食物有：粳米、玉米、高粱、黑豆、赤豆、黑芝麻、葵花子、蚕豆、豌豆、豇豆、豆芽、山药、百合、红薯、水芹、茼蒿、空心菜、青菜、无花果、枇杷、葡萄、菠萝、覆盆子、鲜枣、甘蔗、菱角、花生、莲子、白果、榧子、香草、木耳、猪胰脏、猪蹄、猪心、野猪肉、水牛肉、乌骨鸡、鹅肉、鸡蛋、青鱼、鲤鱼、鲫鱼、鳗鱼、鳝鱼、鲳鱼、黄鱼、甲鱼、泥鳅、蛇、海虾、牛奶、蜂蜜、冰糖、白面、黍米、黄豆、白扁豆、南瓜子、樱桃、橘子、荔枝、椰子、大枣、胡桃、杏仁、龙眼肉、猪肚、黄牛肉、鸡内金、鸡肝、鸡蛋黄、鲫鱼、鲢鱼、草鱼、鳊鱼、河虾、蛏子、海参、鱼油、麦芽糖、红糖、酒酿、小麦、面筋、黑扁豆、绿豆、白芝麻、薏苡仁、西瓜子、豆腐、土豆、莴苣、藕、荸荠、菠菜、苋菜、小白菜、菊花脑、莼菜、黄花菜、龙须菜、茄子、冬瓜、西瓜、梨、柑子、香蕉、桑葚、柿子、柿饼、黑鱼、蚌、食油、白糖、茶。

②菜肴搭配举例。

糯米＋龙眼肉（糯米龙眼粥）、猪肝＋木耳（木耳炒猪肝）、羊肉＋胡萝卜（羊肉炖胡萝卜）、豆豉＋鲳鱼（豆豉蒸鲳鱼）、芦笋＋黄牛肉（黄牛肉炒芦笋）、枸杞＋海参（枸杞烧海参）、枸杞＋乌骨鸡（枸杞炖乌骨鸡）、荸荠＋羊肝（荸荠炒羊肝）、慈姑＋鸭肉（慈姑炖鸭肉）

3. 甘性食物与辛性食物相生相宜

①辛性食物有：芋头、兔肉、姜、葱、蒜、芥菜、苋菜、香菜、佛手、香橼、白酒、葡萄酒、油菜、萝卜缨、桃、萝卜、菠菜等。

②菜肴搭配举例。

萝卜＋水牛肉（萝卜炖水牛肉）、韭菜＋黄牛肉（韭菜炒黄牛肉）、薄荷＋白糖＋水（白糖薄荷饮）、荸荠＋兔肉（荸荠烧兔肉）、木耳＋马兰头（木耳炒马兰头）、香菜＋黑鱼（香菜蒸黑鱼）、薄荷＋牛奶＋水（薄荷牛奶）、白果＋兔肉（白果炖兔肉）

4. 辛性食物与咸性食物相生相宜

①咸性食物有：山雀、鸽肉、猪血、鸡血、蚕蛹、海蜇、陈仓米、栗子、狗肉、粟米、猪腰、鸭血、蟹、牡蛎、蛤蜊、海带、酱、食盐等。

②菜肴搭配举例。

葱白＋粟米＋水（葱白粟米粥）、韭菜＋猪腰（韭菜炒猪腰）、芋头＋蛤蜊（芋头炖蛤蜊）、辣椒＋牡蛎肉（辣椒炒牡蛎肉）、萝卜＋海带＋水（萝卜炖海带）、大葱＋鸽肉（大葱炒鸽肉）、姜＋葱＋狗肉（姜葱炖狗肉）、佛手＋粟米＋水（佛手粟米粥）

5. 咸性食物与酸性食物

相生相宜菜肴搭配举例。

鸽肉＋粳米＋水（粳米鸽肉粥）、粟米＋赤豆＋水（粟米赤豆粥）、山药＋猪腰（山药炒猪腰）、百合＋蟹肉（百合蒸蟹肉）、粟米＋绿豆（粟米绿豆粥）、山药＋鸽肉（山药蒸鸽肉）、海带＋鸭肉（海带炖鸭肉）、水芹＋猪腰（水芹炒猪腰）、薏苡仁＋陈仓米＋水（苡仁粥）、海带＋乌骨鸡（海带炖乌鸡）

七、食物归经确定了饮食宜忌

1. 归心经的食物

主要有小麦、绿豆、赤小豆、陈仓米、莲子、百合、桃仁、慈姑、芥菜、莲藕、辣椒、西瓜、甜瓜、瓠瓜、龙眼肉、柿子、酸枣仁、猪皮、海参、荷叶、酒。

2. 归肝经的食物

主要有马齿苋、西红柿、丝瓜、油菜、油菜子、芥菜、香椿、青蒿、木瓜、韭子、韭菜、酒、醋、枇杷、桃仁、山楂、杏仁、樱桃、乌梅、桑葚、荔枝、黑芝麻、芒果、无花果、李子、酸枣仁、蚌肉、鳖肉、蟹、海蜇、青鱼、鳗鲡鱼、鳝鱼、虾、淡菜、蛏肉、猫肉、紫河车、公英、槐花、香橼、佛手、慈姑、荷叶、枸杞子。

3. 归脾经的食物

主要有生姜、香菜、马齿苋、大酱、苦菜、莲藕、茄子、西红柿、豆腐、茭白、油菜子、油菜、荠菜、大头菜、南瓜、芋头、木瓜、扁豆、豌豆、胡萝卜、冬瓜皮、豇豆、肉桂、辣椒、花椒、荞麦、红薯、大蒜、高粱、粳米、糯米、小米、陈仓米、大麦、小麦、黑大豆、薏苡仁、蚕豆、黄豆、苹果、枇杷、落花生、西瓜皮、荷叶、山楂、罗汉果、乌梅、荔枝、橘、芒果、栗子、大枣、无花果、龙眼肉、葡萄、酸枣仁、莲子、白砂糖、蜂蜜、火腿、猪肉、猪肝、猪血、猪肚、牛肉、鸡肉、鹅肉、羊肉、狗肉、猪心、海藻、泥鳅、鲢鱼、鲤鱼、鳝鱼、香橼、陈皮、芡实。

4. 归肺经的食物

主要有生姜、葱、芥菜、香菜、淡豆豉、茭白、白萝卜、冬瓜子、洋葱、芥子、油菜、油菜子、萝卜子、藕节、大蒜、青蒿、胡萝卜、芹菜、瓠瓜、冬瓜、冬瓜皮、花椒、蘑菇、紫菜、海藻、酒、茶叶、薏苡仁、糯米、蜂蜜、落花生、甘蔗、柿子、荸荠、杏仁、百合、梨、枇杷、白果、香蕉、椰子瓤、罗汉果、乌梅、橘、柚、葡萄、胡桃仁、猪肺、猪皮、鹅肉、鸭蛋、燕窝、白鸭肉、羊乳、紫河车、香橼、陈皮、薤白、榧子、鲢鱼。

5. 归肾经的食物

主要有大蒜、荠菜、香椿、豇豆、韭子、花椒、小茴香、韭菜、盐、大酱、蚕豆、小米、小麦、海蜇、海藻、鳗鲡鱼、海参、鲤鱼、鳝鱼、淡菜、虾、海马、黄鱼、火腿、猪肉、猪肾、猪肝、猪血、猪髓、猪耳、鹌鹑蛋、燕窝、熊掌、白鸭肉、羊乳、羊肉、狗肉、紫河车、鸽蛋、蛏肉、蚌肉、黑大豆、红薯、樱桃、石榴、芡实、桑葚、黑芝麻、薏苡仁、栗子、李子、葡萄、枸杞子、胡桃仁、肉桂、莲子、猪心。

6. 归胃经的食物

主要有生姜、葱、淡豆豉、苦瓜、苦菜、莲藕、茄子、蕹菜、西红柿、白萝卜、丝瓜、竹笋、白菜、芹菜、黄瓜、胡椒、小茴香、韭菜、蘑菇、甜瓜、南瓜子、高粱、土豆、香薷、菠菜、糯米、扁豆、小米、陈仓米、绿豆、酱、盐、豆腐、荞麦、酒、醋、大麦、公英、木耳、甘蔗、柠檬、苹果、荸荠、梨、佛手、西瓜、西瓜皮、山楂、桃、樱桃、榛子、橘、柚、栗子、大枣、牛奶、鸡肉、猪肉、猪蹄、猪肝、猪血、猪肚、猪心、火腿、狗肉、牛肉、燕窝、熊掌、青鱼、鳙鱼、鲫鱼、田螺、黄鱼。

7. 归膀胱经的食物

主要有蕨菜、小茴香、玉米、冬瓜、田螺、西瓜、肉桂。

8. 归大肠经的食物

主要是土豆、菠菜、苋菜、白菜、冬瓜、芥菜、马齿苋、苦瓜、苦菜、茄子、蕹菜、豆腐、蕨菜、冬瓜子、薤白、竹笋、胡椒、菱角、南瓜子、蘑菇、榧子、荞麦、槐花、木耳、盐、黄豆、玉米、乌梅、无花果、柿子、杏仁、菱角、香蕉、桃、石榴、蜂蜜、鲫鱼、田螺、猫肠。

9. 归小肠经的食物

主要有盐、赤小豆、苋菜、瓠瓜、冬瓜、黄瓜、羊乳。

常见的饮食问题

一、步入饮食误区的危害

世界卫生组织（WHO）宣布：现代"文明病"发病率大幅度上升，营养过剩和生活方式疾病已成为威胁人类健康的头号杀手。全球各种致命性的慢性病（即所谓现代"文明病"）的发病率大幅度提高。发达国家每年死于此类疾病的约有 820 万人，发展中国家则有近 110 万人，占死亡总数的 45% 左右，而且还在呈不断上升趋势。汉末名医张仲景曾指出："所食之味，有与病相宜，有与身为害。若得宜则益体，害则成疾。以此致危，例皆难疗。"再看今日发达国家，由于营养不当引起的各种"文明病"甚为流行，张仲景可谓有先见之明。

现已证明，人们在认识和实践上存在的许多饮食误区是导致现代"文明病"泛滥的主要原因。近几十年，欧美一些发达国家营养偏颇的"文明病"泛滥。美国有 30% 的成年人和 5% 的儿童体重超标。医学证明，体重超标可诱发心脏病、糖尿病、高血压和胆结石等多种疾病。40～50 岁的肥胖人群中罹患上述疾病者，死亡率比体重正常者高 1 倍。从统计学角度看，肥胖人群患糖尿病的死亡率为正常者的 5 倍、肝硬化死亡率为 4 倍、脑卒中死亡率为 3 倍。动脉粥样硬化病因虽至今尚未彻底阐明，但已了解高脂血症是其危险因子之一。究其原因就是长期进食富含高胆固醇和饱和脂肪酸的食物，导致血脂调节功能失常，脂质和胆固醇在动脉壁上沉积，使血管内腔狭窄，形成动脉粥样硬化，最终诱发心肌梗死与脑卒中。朝鲜战争中，曾有人对年龄在 20 岁左右的美朝死亡士兵进行尸检，惊奇地发现两者动脉硬化程度在 20 岁以前就已有很大差别。原因就在于膳食结构的差异给美国士兵体内埋下了"定时炸弹"，使日后患心血管病、高血压的隐患大大增加。所以许多人在中老年时发病，并不完全是因发病前的一段时间饮食不合理所致，而是年轻时就已埋下了祸根。

随着生活水平的提高，人们食物结构也在发生变化，原来在欧美等发达国家的常见病——心血管疾病等，在包括中国在内的发展中国家也呈上升趋势。在战争和饥荒年代，很少有人得糖尿病，因为患此病的人往往饮食条件很好，却缺乏劳动，所以中医称糖尿病（即消渴病）为"富贵病"。在日本糖尿病又被称为"生活方式病"。胖人得此病的较多，遗传也是重要因素之一。过高的血糖首先侵袭血管，促进脑软化，然后造成眼睛发生白内障；糖尿病患者的性机能大都减退（妇女月经异常）；内脏加速老化。2000年，全世界糖尿病患者达1.6亿。糖尿病与导致现代人死亡的主要原因都有关联。

据调查，近半数肥胖症患者伴发高血压。中年男性体重超过正常体重30%者，其猝死、冠心病、心绞痛的发生率提高2倍。由于脂肪代谢异常，脂肪合成增加、分解变慢，因此40%的肥胖症患者出现高脂血症。肥胖还会引起胆石症、痛风等疾病。过度肥胖的女性还常伴有体内雌激素异常，发生月经不调、不育，甚至诱发乳腺癌、子宫内膜癌。

所谓的现代"文明病"是因不科学的饮食和生活习惯日积月累而形成的，多发生于中老年人。肥胖、糖尿病、高血压、高脂血症和冠心病是一组相互联系、互为因果的疾病，西方称之为"五病综合征"。也就是说，肥胖的人常易伴有糖尿病、高血压、高脂血症、冠心病。五病综合征是一组与营养摄入过多有密切关系的富裕型疾病。这些疾病及其并发症和合并症，已是当今威胁人类健康的主要"杀手"。难怪美国营养学界惊呼：文明人痛快地吞进了"文明病"，用自己的牙齿在制造坟墓。

二、"文明病"应引起重视

我国传统膳食结构以谷物为主，副食主要是新鲜的天然食品，不进行精细加工，食糖用量较少，茶为大众化的饮料，烹调食品大多使用素油。外国营养专家认为，我国传统膳食结构，是防止肥胖等富裕病发生的最佳膳食。近十年来，随着经济的发展，国人膳食结构发生了明显变化。

与此同时，恶性肿瘤、脑血管疾病、心脏病已成为居民的三大死亡原因，这与某些发达国家和战后日本的变化极为相似，其中与饮食营养关系最为密切的心脏病死亡率已略高于日本，这一形势确实应当引起警惕。

未来的30~40年，我国中老年人口将增加2~3倍，患慢性病人口的总数将比现在多得多。心脑血管疾病已列死亡原因的首位，死亡率达150/10万。而每年的全国肿瘤发病人数竟高达160万。以北京为例，该市中老年人口的相对比重和绝对数不断增加，40岁以上人口已达31%（60岁以上人口达10%）。随着人民生活水平的提高，导致脑血管疾病和冠心病的主要危险因素——高血压的患病率急剧上升，由于膳食结构不合理，体力活动减少，"肥胖者"比例迅速增加，多种慢性非传染病的发病率逐年上升，心脑血管疾病和癌症的死亡人数已占总死亡人数的64%以上，成为威胁人们健康的主要因素。解放初期，北京市糖尿病患者不足总人口的0.5%，而目前北京地区糖尿病的患病率为3.44%。城乡相比，城区的糖尿病患病率为2.49%，大兴区患病率为3.53%，昌平区为4.55%，即使在远离城区50千米以上的半山区，糖尿病患病率也高于城市。调查显示，高血压与肥胖组人群的糖尿病患病率明显高于体重和血压正常组人群。此外，糖尿病有随年龄增加呈上升的趋势。65岁以上人群的糖尿病患病率高达12.21%。北京同仁医院等5家单位联合完成的该项调查说明，由于不懂得科学膳食，一些富裕起来的居民脂肪摄入无度，平均每人每天摄入食油竟达83克，食肉量也过多，从而严重影响了健康。由此看来，指导群众健康的生活比治疗病人更为重要！中国有14亿人口，在这个庞大的基数下，患病的人不在少数。通常人们在发病后才考虑治疗，而医疗费用往往使普通家庭难以承受。增加公费医疗投入与医疗保险是治标不治本的办法，只有重视营养知识的教育和普及才能将巨大的医疗开支节省下来。美国曾做过有关统计，若加大营养知识宣传普及方面的投资，真正使人民群众关注营养，并在生活实践中接受正确的饮食保健主张，就可直接减少全国的患病人数，最终节省下一笔相当可观的医疗开支。这一"营养经济学"的论点，在发展中的中国尤为重要。

三、常食"洋快餐"危害身体健康

近年来在我国都市中也火了起来。"三明治"原系英国侯爵封号。"三明治"侯爵的第四代约翰蒙泰古，是个爱耍弄纸牌的人。他玩纸牌一旦高兴，即使到了吃饭时间也不放下纸牌，而叫仆人将腊肠等佳肴夹于两片面包之间，一边吃一边继续玩纸牌，这种面包夹肉的吃法传入民间，就是现在的快餐"三明治"。相传汉堡包问世于19世纪。一天，从纽约来的一位厨师在德国农业展览会上制售食品，猪肉用光了，不得已就用碎牛肉代替，结果却大受食客欢迎。由于这次农业展览会是在德国汉堡举行的，故这种快餐食品被命名为"汉堡包"。正宗的汉堡包是把一个芝麻面包一剖两半，中间夹块牛肉饼，同时外加两片西红柿及适量的奶酪等。

西方国家的营养学家提出，食物热量58%来自糖类，30%来自脂肪，

12%来自蛋白质，是人类食物理想的构成比。另外，还要求低钠（每天1.1～3.3克钠，相当于3～8克氯化钠）、低精制糖和高纤维（每天20～30克）。按此标准衡量，可以发现"洋快餐"具有"三高"（高热量、高脂肪、高蛋白质）和"三低"（低矿物质、低维生素和低纤维）的特点。据美国出版的一本快餐专著估算，若一日三餐全吃快餐，摄入总热量可达12566千焦，远高于中年男女所需热量值（分别为11291千焦及8364千焦）；食物脂肪约160克，其热量达6022千焦，占总热量的48%，大大超过了30%的标准；钠4.9克，超过了1.1～3.3克钠的标准。众所周知，高热量摄入易诱发肥胖，高钠则诱发高血压。营养学中有个专门术语叫"脂肪热比"（指脂肪在食物总热量中所占的百分比），正常标准为20%～30%，脂肪热比过高或过低都不利于健康。据分析，"洋快餐"食品的脂肪热比指数远远高出正常标准。三明治脂肪热比为52%，奶油为90%，冰激凌为52.9%。由于快餐食品营养严重失衡，所以国际营养学界的有识之士称"洋快餐"为 junk food，即"垃圾饮食"！

"洋快餐"进军中国，"垃圾饮食"危害中国儿童健康！

上世纪九十年代首家"洋快餐"落户京城，二十年间，西式快餐纷纷进军中国，在各地越卖越"火"，其对中华民族传统饮食习惯的冲击绝不可低估。据麦肯锡公司对中国快餐市场的调查，两家著名的洋快餐店2000年在中国达到每家分店平均年接待60万名顾客，而且分店每年以100家的速度增加。出入洋快餐店的顾客大多数是儿童，因为"洋快餐"的促销手段大都以儿童为对象，简单的儿童游乐设施以及种种小礼物在吸引着孩子们；"洋快餐"中的各色甜食也在引诱着儿童。然而"洋快餐"的营养结构并不适合我们的孩子！近年我国少年儿童肥胖人数明显上升，10年间翻了1～2番。毫无疑问，经常食用"洋快餐"这类"三高"食品是造成这种局面的主要原因之一。"洋快餐"造成的儿童饮食结构的错误导向贻害无穷！"三高"食品不仅致人肥胖，还直接危害健康。在美国，由于快餐盛行，进食膳食纤维太少，所以消化道疾病、肠癌和胃癌的发病率远高出中国。正是由于看到了这一危害所在，在"洋快餐"大举进入中国，并很快成为我们孩子们美食的同时，洋人们却把对快餐的热情转移到了中国式的饭菜上，仿效起中国的传统饮食习惯来了。这一现象在中西方饮食文化激烈碰撞的今天，的确颇有讽刺意味。"一方水土养一方人"，吃来吃去，最适合中国下一代健康的，还是我们中华民族自己的饭菜。不吃粗粮不好饮食清淡、热量平衡是长寿的关键。改革开放以来，人们膳食结构的变化，突出表现在三餐中的主食上。不少城市居民非精制大米不吃，非富强粉馒头不买，饭白了，脸却黄了。有趣的是，正当我们主食由粗变精之际，发达国家却大踏步走上回头路——由精向粗的复归。在俄罗斯、东欧，主妇们热衷于买麸皮含量甚高的黑面包，黑面包的"身价"在白面包之上；在德国，全麦面包销路大畅；在加拿大，黑面包更是必备的主食；在日本，烤红薯的香气重又飘散在城市街头；在新西兰，"主食吃杂一些，配以豌豆、蚕豆等"已成为政府的号召；美国则把粗粮和蔬菜列为1996年提出的"食物指南金字塔"的基座。

国际营养学界提出"饮食清淡、热量平衡是长寿的关键"，这与我国"粗茶淡饭保平安"的说法有异曲同工之妙。我国与发达国家在饮食习惯和观念上的逆向变化及所形成的强烈反差，已明白无误地提醒我们：需要认真思考和审慎对待热度日高的饮食"西化"误区了！

西方发达国家之所以转而强调主食吃粗粮，"迷途知返"，是从历史的经验教训中认识到的，主食过于精细、单一，造成营养失衡，是影响民众体质的重要原因。而我们却在"重蹈覆辙"。西方当初是在有了足够蛋白质的条件下才由粗向精过渡的，而我们却在蛋白质摄入还不足时就将谷物中的许多营养素弃之不用，岂不更显失策？西方发达国家主食精粗选择上的反复告诉我们，不能沿着错误的道路盲目走下去，与其撞上"南墙"再思"回头"，不如尽早改弦易辙。

四、蔬菜食用量下降有损健康

南京地区有句民谚叫"三天不吃青，两眼冒金星"，形象地描述了蔬菜食用量下降的危害。现代社会的生活节奏越来越快，随着食品加工业的发展，方便食品充斥市场，餐厅酒楼林立；随着家务时间减少，享受家庭烹饪的机会也减少了，不是在快餐店就餐，就是打开一袋冻饺子一煮了事。正因为如此，现代社会中，人们很难吃到足够的蔬菜。大家仔细想一想就能够明白其中的必然性。鱼和肉加工比较麻烦，可是以它们为原料的食品却十分丰富，从罐头到熟食，味道都不错。主食不想做，可以吃方便面、方便粥、馒头和面包。豆类自然更省事，什么豆粥、豆沙、豆包、油炸豆、五香蚕豆之类到处可以买到，花生、瓜子、核桃吃起来更随意。说来说去，唯一不方便的就是蔬菜。蔬菜以鲜为贵，买来后要摘、洗、切、炒，相当麻烦。蔬菜也不能像米饭或肉食那样能做一次吃几顿，因为剩菜的价值已大打折扣。若将鲜菜做成咸菜，营养素便丢失得差不多了。即使做成罐头，味道和营养也远不如新鲜蔬菜。怪不得营养学家要大声疾呼多吃新鲜蔬菜。

有的人为了节约，放弃正餐而改吃方便面；有的则因为没时间做饭就凑合吃方便面；有些小朋友则是因为受到广告的诱导，不吃正餐却要求泡方便面。你可知道，方便面中的养分实在是太贫乏了，远远不能同荤有素的正餐相比。冻饺子、冻包子偶尔吃一次是可以的，但要是每天吃身体所得到的营养就太贫乏了。为了改善营养，即使吃方便面，也要配些蔬菜、水果。例如，在煮面时加些青菜，或是就些西红柿、黄瓜等新鲜蔬菜或水果下饭。

爱吃甜食、饮料、零食的人，必然会影响正餐，也容易缺乏蔬菜。儿童、青少年、年轻女性中这样的人比较多。甜食和饮料中含糖多，代谢过程中要消耗体内的矿物质和维生素，因此更需要多吃些蔬菜。只要想一想就能知道，蔬菜含水和纤维较多，是体积非常大的食品，在胃里要占很大的容积。若是事先用甜点、饮料、零食填个半满，人还能有多大的兴趣吃蔬菜呢？此外，医学研究发现，从小爱吃甜食的人味觉不发达，对蔬菜的清淡味道往往难以接受。即使生活在富裕的家庭中，仍然有可能缺乏蔬菜。若是能够改变自己的生活习惯，多吃新鲜蔬菜，健康状况肯定会有所改观。

五、不能吃甜食过多

在西欧和美国，每人每天食用蔗糖100克左右，因此人们很关注食糖对健康的影响。

蔗糖食用的安全性虽已被公认，然而过量摄入食糖肯定有损健康，并会导致肥胖和某些慢性疾病的发生。合理的蔗糖供热量以不超过总摄入热量的10%，即通常应控制在每日60克以下。众所周知，胰岛素可以诱使细胞中许多具有催化作用的辅酶合成。葡萄糖正是借助胰岛素的作用，在细胞内转化为脂肪酸并进而合成脂肪。吃糖过多，剩余的糖就会转化为脂肪，而众多脂肪细胞可形成新的脂肪组织，分布在肌肉、皮下以及体内各个脏器内外。吃的糖越多，脂肪越肥厚，最终难逃肥胖症的羁绊。

据国外报道，美国马里兰州立大学对居住在该区工业区的公立学校中5～15岁儿童进行调查发现，儿童饮食结构中蔗糖所占比例与学习成绩和智商呈负相关；并且证明营养素含量低、蔗糖高的膳食对学生的学习状况有明显的不良作用。此外，刑事犯罪学家对青少年犯人进行的历时 2 年的限制精制食糖摄入量的观察表明，精制食糖摄入量低的罪犯，其反对社会行为发生率下降了 48%，攻击性行为发生率下降了 82%。

孩子生性爱吃甜食，但绝不能让甜食成为他们惟一喜欢的食品，冰激凌等甜食中虽含牛奶，但因糖分过高，同样不宜多食。已知儿童多动症与经常食用较多的含糖食品与饮料有关。患多动症的儿童在美国高达 10%，在我国也有增长的趋势。一定要让孩子学会欣赏蔬菜的美味，这需要父母的引导，有些孩子在幼儿园中尚能正常吃饭，回到家中被大人娇宠，反而不好好地吃饭了。蔬菜味道清淡，需要耐心地品味才能体会其中的天然滋味。小孩子容易被颜色所吸引，将不同颜色的蔬菜搭配得五彩缤纷，也可以提高孩子的食欲。

六、科学合理的饮食习惯要从小培养

人有个奇怪的现象，越上了年纪，越是怀念幼时父母做的饭菜。每当想到这些食物，便产生浓浓的乡情和亲情。这是因为人在幼年时一切都没有定型，吃到什么样的食物，代谢上就形成了适应这种方式的饮食类型，也就形成与这种饮食方式相适应的体质。

家庭熏陶对膳食习惯的影响，每个成年人都可以回忆出来。妈妈告诉孩子"胡萝卜有营养""一定要多吃青菜"之类的话，孩子不仅能终生铭记，而且会传授给下一代。可见父母掌握膳食营养知识，对保证孩子的健康成长是多么重要。

有的父母自己就挑食，这不吃那不吃，古话说："有其父必有其子。"孩子在父母的言传身教下就会认为挑食是理所当然的。有的父母认为谷物、蔬菜是低级食品，鱼蟹龙虾、黄油蛋糕才高级，如果让孩子养成没有肉就不吃饭、不喝开水非喝饮料不行的坏习惯，怎么能指望他们获得平衡的营养呢？人们常说：父母是孩子的第一任老师。这话很有道理。对于饮食习惯来说，父母更是责任重大，因为人的饮食习惯是从小形成的，可能终生难以改变。比如说，中国人爱吃青菜米饭，即使移民欧美，总还是会想办法做中国菜吃，而且要把这个习惯传给孩子。若是父母从小培养孩子的良好膳食习惯，就会使他们受益终生。

七、油炸食物并非健康食品

油条、油煎饼、油炸花生、煎鸡蛋和炸鸡等油炸类食物口感好，许多人爱吃，对孩子特别有诱惑力。当然偶尔吃一点倒无妨，但长期大量食用则对健康有害，尤其祸及儿童。油炸食物是高能量食物，由于含油量大，且油脂的共同特点是含能量很高，这样无形中就摄入了过多的能量。我们在临床上见到许多小胖子，他们的共同嗜好是吃"炸鸡翅、炸鸡腿"，有的孩子竟然一顿饭可吃掉 10 只炸鸡翅。此外，长期大量食用油炸食物还可能产生以下三点危害：一是油炸食物（油条、油饼等）在制作过程中需要加入含铝的膨化剂，已有研究发现，铝在脑细胞中的沉积与老年痴呆症有关；二是高温煎炸过程可产生大量有致癌作用的多环芳烃等物质；三是油炸类食物所用的食油往往反复使用，导致脂质过氧化物产生和积累，这些过氧化脂质可促使脑细胞早衰，故不宜多食。

八、不宜过量吃食盐

在德国法兰克福市的医学讨论会上，食盐被指控为"秘密杀手"。有人指出，在工业发达国家，被食盐送进坟墓的生命比有害化学物质造成的还要多。高血压以及由它引起的心肌梗死、动脉粥样硬化、卒中等疾病是由于对食盐的需求不断增加而引起的。因此，改变"口重"的饮食习惯，科学地安排膳食，已是控制高血压患病率的重要方法。

美国议会参议院营养特别委员会曾发表了旨在预防与饮食明显相关疾病的饮食改善指标，其中，要求每日摄取食盐 5 克左右；德国规定成人的食盐需求量为每日 5~8 克。阿拉斯加的爱斯基摩人一天仅吃 4 克食盐，他们患高血压的比率仅为 4%；美国人每天进食 10 克，高血压发病率约 10%；日本人的吃盐量远超过上述地区，因此高血压患病率遥遥领先。日本北海道的农民，一天平均摄入 2 克食盐，高血压发病率竟接近 40%。我国上世纪 80 年代全国高血压抽样普查结果显示，高血压患者每天以 1 万人的速度增加，北京市有 1/5 的人口患高血压。"南甜、北咸"的饮食习惯相对应的高血压患病率，由北至南呈明显的直线下降趋势，在大城市中，北京＞天津＞上海＞广州。北京市高血压患病率为广州市的 4.4 倍。中国预防医学中心卫生研究所的调查资料表明，我国普遍存在着食盐摄入过量的现象。我国居民每人每天食盐摄入量平均为 13.5 克。这与世界卫生组织在关于预防高血压、冠心病的建议中提出的每人每天摄入 5 克以下食盐的标准相比，显然太高了。调查资料表明，以食盐摄入量最高的山东（平均 1.3 克）和最低的广西（平均 0.5 克）相比较，两地农民的高血压患病率相差近 1 倍，分别为 15.3% 和 8.2%。我国科研工作者为验证食盐与高血压的关系，对 50 名原发性高血压患者进行限盐量的临床观察，结果表明，每天食盐量限制在 4 克时，有 10 名患者舒张压下降 10 毫米汞柱以下，每天限盐量为 2 克时，有 1/3 以上患者血压显著下降，体重减轻。这说明对原发性高血压患者，限盐是一种简便、有效的防治措施。

人们对于食盐的味觉感受，是由习惯养成的。因而"口重"的饮食习惯是可以改变的，人们的食盐摄入量如能减少到每人每天 8 克左右，则我国的高血压及心血管疾病就可明显减少。所以，调味要弃咸求淡，尤其应让儿童从小养成"口轻"的习惯，这是保证健康的基本条件之一。

九、有关"美食"的误区

一些报纸刊物对"美食"的认识也存在误区——似乎厅楼百宴、名厨大菜就是中国的"饮食文化"。许多单位平时饮食清淡，节假日会餐时鸡鸭鱼肉堆满桌，暴饮暴食；这种一曝十寒，不注意平时保持均衡饮食习惯的做法是应当纠正的。为了防止"一顿吃伤，十顿喝汤"，即使会餐也应搭配合理，上菜冷、热、酸、甜平衡，防止影响健康。现时宴会已成为大吃大喝的代名词。宴会观念的扭曲，暴露出我国的筵席方式、习俗、饮食结构方面存在的一系列误区。

近年食品安全、营养、节食已成为日常的热门话题。饮食结构正在逐步从温饱型向营养型过渡。但有两种错误的饮食观点值得注意：一种是所谓你想吃什么就需要什么营养，所以顺其自然，毫无顾忌，随心所欲地猛吃；二是盲目追随广告等宣传媒介的诱导，一味盲从，看到报纸、杂志上介绍吃什么好，就专吃什么；听说吃什么不好，就绝对禁食什么，人为地造成偏食。

20 世纪 80 年代以来，美式快餐为代表的西方商业文化的侵入和迅速蔓延，对我国几千年形成的传统饮食结构造成了巨大的冲击，经济发达地区居民膳食组成"西化"倾向已十分明显，而首当其冲的正是我们国家与民族的未来——青少年一代。长此以往，无疑是"文明病"接踵而来，这将给我国经济发展投上新的阴影。有人认为"在经济不很发达，人民生活水平比较低的情况下，难以谈营养"。这种以为富裕了才能讲营养的观点同样是错误的。日本在二战结束后的第二年，在经济最困难的时候不失时机地颁布了《营养法》，在最为贫穷的时代加强了营养工作，有效地保证了国民体质，渡过了经济上的难关。因为发展经济的最终目标是国家富强，民族兴旺！讲营养就是要在吃饭上讲究科学，引导人民群众合理地安排饮食，不断根据国情调整和优化食物结构，最终才能达到提高民族健康素质的目的。

营养知识普及的滞后，会导致经济虽然上去了，但错误导向造成的营养问题却出现了。面对已出现的西方"文明病"对我们的困扰，有必要大力提倡营养知识的普及，认真吸取西方的前车之鉴。正如美国参议院营养与健康特别委员会主席麦戈文在该委员会的报告中所说："现在营养问题或者说营养不平衡，营养过剩，营养质量的问题已成为关系到人民健康的首要问题。今天的危险不是脚气病、糙皮病或者维生素 C 缺乏症。我们面临的现实情况要比这微妙、可怕得多。千百万美国人塞进肚子里的东西很可能使他们患肥胖病、高血压、心脏病、糖尿病、癌症。一句话，会慢慢地致命。"这段话虽然是他对 20 世纪美国饮食习惯和食品供应状况的强烈抨击，但不正是当下中国人也确实应当认真思考的问题吗？

食物搭配讲科学利用

食物的相互作用进行食物搭配是实现合理膳食结构、保证营养平衡的重要环节，也是实现膳食多样化、合理化的必要措施。人类自有饮食以来，就伴随着食物的搭配，食物搭配是人们日常生活中不可回避的问题。

食物搭配是合理利用食物，提高膳食营养价值和饮食质量，增进人体健康的重要措施；它有利于增加营养，使营养更加全面合理；有利于营养素的消化吸收，提高营养素的利用率；有利于营养互补，达到相互协调、取长补短的目的；有利于防病治病，保持人体健康。食物的合理搭配在提高营养价值上可产生三种效应。

（1）互补效应。各种食物所含营养素的种类和数量不同，以蛋白质为例，各种食物蛋白质的氨基酸种类和数量不同。因此，搭配多种食物蛋白质，可彼此取长补短，互相弥补不足，提高蛋白质的利用率。如五谷杂粮各有所长，谷类食物蛋氨酸含量高，但赖氨酸含量低；大豆含赖氨酸多，但亮氨酸低；小米却富含亮氨酸，如果三种食物混合食用，则正好余缺互补，收到相辅相成的效应，使摄入的氨基酸更接近人体的需要。

（2）强化效应。谷物类和豆类、粗粮和细粮、豆类和肉类等混合食用，比单一吃某种食物的营养价值高得多，而且易为人体吸收。以面粉、小米、大豆和牛肉为例，如果单独食用，它们蛋白质的生物效价分别为6、5、64和6，而把4种食物混合食用，它们的生物效价可提高到89，这就是强化效应。

（3）相异相配效应。生物属性差异越大的食品，互相搭配，营养价值越高。动物性食物和植物性食物搭配，就优于单纯的动物性或植物性食物的营养价值。因为同性蛋白质的互补作用弱或无互补作用；异性蛋白质的互补作用强。所以，不要把同属畜肉的蛋白质搭配，这样相互配合，不但不能提高蛋白质的生物价值，甚至还会降低蛋白质的利用率。肉类最好和豆类、蔬菜食物相搭配，其蛋白质的生物价值可提高。另外，肉类食物中含蛋白质、脂肪多，含维生素少；而叶类蔬菜中含大量维生素，但缺乏蛋白质和脂肪，若把二者适当搭配，营养互补，就能大大提高食品的营养价值。我国民间食物搭配中，具有民族特色和优良传统的"带馅食物"，不仅营养全面，而且食品别有风味，如包子、饺子、馅饼、烧卖、煎包、馄饨等，为我国人民普遍喜爱，也为我国饮食文化增添了风采。带馅食品是主副食搭配、荤素搭配的最好方法，既有肉、鱼、蛋、虾，又有各种时令蔬菜，品种多，营养全面，而且味道鲜美，易于消化，尤其适合老年人食用。

一、膳食要粗细搭

配近年来，我国人民生活水平普遍提高，尤其城镇居民在主食方面走入了"食不厌精"的误区，单纯追求精米精面，据调查，一些城市居民的主食消费结构中粗粮比重过低。某省城镇居民人均每月粗粮消费仅为0.1千克，不足全部粮食消费的3%。造成粗粮比重大幅度下降的主要原因：一是人民生活由"吃饱"转向"吃好"，当减少主食消费时，主要择细粮而食；二是粗粮供应不能满足需要，有些地区杂粮品种减少；三是粮食加工中也有重细粮轻粗粮的现象，导致细粮更细，粗粮更粗的两极分化。

粮食由于加工精细程度不同，所含营养成分也有很大差异，即加工越细，损失的营养素越多。因为稻米和麦粒的营养（蛋白质、脂肪、B 族维生素和钙、磷、镁、铁、钾以及粗纤维等）大部分在稻米和麦粒的麸皮、精糊层、胚乳这三部分，占谷粒大部分的胚乳（即米仁或麦仁）主要成分是淀粉，所含营养素比粗米、粗面明显减少。我国民间有"吃米带点糠，长年保健康"之类的谚语。由于粮食加工过细造成很多有益的无机盐元素、微量元素和维生素浪费，粗糠全喂牲畜，形成了人吃糖类，牲畜吃维生素和有益的无机盐、微量元素的怪现象，这是单纯追求味觉享受的误区。

杂粮在我国品种甚多，人们习惯称之为粗粮。常食的杂粮有玉米（面）、高粱米（面）、小米、莜麦面、荞麦面、糜子面以及豆类、红薯、土豆等。现在市场上出售的方便食品有不少是杂粮食品，如速溶豆粉、速溶燕麦片、玉米粥、八宝粥等。杂粮营养丰富，与细粮相比，其中豆类、莜麦面、糜子面所含蛋白质比富强粉、精白粉、精米要高 2~4 倍；豆类、莜麦面、玉米面、小米所含膳食纤维要比富强粉、精米高 4~10 倍，尤其是 B 族维生素，大多数杂粮比精米、精面含量要高出 10~20 倍，所以经常吃些粗粮，不仅能调剂口味，提高食欲，而且可以避免因长期单纯吃精米、精面造成营养缺乏所引起的疾病，如便秘、口腔溃疡、唇炎、舌炎、结膜炎、皮炎、阴囊炎、白内障、脚气病（维生素 B_1 缺乏病）等。

粗细粮合理搭配，可增添食品风味，增加维生素和微量元素，提高食物蛋白质的生理价值。有些粗粮蛋白质的生物价值比细粮高，而且粗细粮搭配可以使氨基酸互补，提高蛋白质的营养价值。我国传统饮食中有爱吃杂合面的习惯，如玉米面、小米面混合；豆粮混合，大米、小米、绿豆粥，豆馅包子、红豆粥等，这些都是粗细粮搭配的好办法。据日本《古事记》记载，古代日本人能活到 80~90 岁乃至 100 多岁，原来他们除四季吃蔬菜外，还常吃由小米、大米、红小豆、麦子和大豆混合煮成的饭，称为"五谷饭"。由于"五谷饭"营养丰富，至今仍是日本人的家常便饭，实为日本人长寿秘诀之一。营养学家提倡粗细粮搭配，其道理也是营养互补，提高其营养价值。

膳食结构有以素食为主者，也有以荤食为主者，还有荤素杂食者，还有由于一味追求口味，嗜食某一两种食物，而拒绝其他食物的严重偏食现象，因而造成一部分营养素过剩，而另一部分营养素不足的失衡现象。

关于膳食的荤素在国内外长期以来争论很多，近年来，随着"富裕病"的逐渐增多，人们对素食越来越感兴趣。认为素食健康长寿者多，常说和尚长寿的多，这是由于他们血液中胆固醇和血脂含量低，患心脑血管疾病的少。素食论者认为，一切疾病都是由于过食动物性食品造成的。在非洲和东南亚的一些国家里，有不少人喜欢素食。素食也一度风靡欧洲，19世纪后半叶，素食在欧洲特别盛行，出现了许多素食者协会。在前苏联也有人拥护这一理论。有一本烹调专著《我啥也不吃》，书中建议人们只吃诸如鲜黄瓜加蜂蜜之类的菜肴，俄罗斯文豪列夫·托尔斯泰和大画家伊利亚·列宾都是忠实的素食者，他们分别活到82岁和84岁，可谓长寿者。这一事实似乎更有力地说明素食论是正确的。

　　近年来，素食主义在美国已成为一种潮流和时尚，各种研究素食的杂志，如《素食时代》《长寿饮食法》，最新的有关素食与健康长寿的关系、肉食对人体的危害等方面的科研成果很多。有一本轰动美国的《新美国的饮食》，不仅列举了大量数据来阐明素食与健康的关系，并且从保护环境来看素食给人类造福。在美国，近年来有许多研究报告提出"人类非常适合素食"的论点，刮起了一股提倡吃素食的"新素食主义"风潮。其主要依据是人类的生理构造，在消化系统和其他生理构造方面，与吃蔬菜动物或食草动物非常相像，却与肉食动物差别很大；人类没有尖锐突出的犬齿，只有平坦的白齿可以磨碎食物；人类消化腺分泌的消化液特别有利于对素食进行消化；人类的胃酸与肉食动物的胃酸相比，在数量、浓度、强度上只有肉食动物的1/20；人类肠道的长度是身长的12倍，比肉食动物的肠道长2倍以上。根据这些报告，似乎可以得出结论，人类适合素食。

　　美国学者发现素食者呼吸系统、口腔、肝脏、膀胱等脏器的癌症发病率比荤食者明显低。这是因为素食有消脂的作用，素食中纤维素可减少肠内腐败物的滞留时间，从而减少了致癌机会。素食中的不饱和脂肪酸能分解胆固醇，防止过多的胆固醇进入血液，从而减少冠心病、高血压的发病率。素食中蔬菜、瓜果、海藻类食物多为碱性，能中和过多的蛋白质、脂肪消化分解产生的酸性物质，调整人体的酸碱平衡。素食比荤食体积大，易使人产生饱腹感，有利于限制食量，对减肥有利。素食中的素油（植物油）的不饱和脂肪酸含有亚油酸，可促使皮肤润滑细腻。素食的蔬菜、水果中所含维生素、无机盐能够调节血液、汗腺的代谢功能，加强皮肤的营养，有防止皮肤干燥、增强皮肤抵抗力的作用。

　　亚太地区继欧美"素食主义"的影响之后，在日本、新加坡等国也兴起了吃素风。新加坡素食者主张尽量放弃肉食，日常饮食以蔬菜、谷物及不杀生取食的非动物产品为主，这些素食可分为"蛋类素食""乳酪类素食""菌类素食"及"纯蔬果类素食"等。

　　最新研究表明，素食能养生，却不利于强身健体。由于食物单调，素食者机体中参与食物消化的酶系统的功能逐渐遭到破坏，最后导致物质交换失调，疾病丛生。国内外许多专家的见解是：只能在特殊情况下，素食制才可作为某些不得已的临时性饮食调配措施。

众所周知，植物性食品中含有丰富的维生素、无机盐和有机酸等，而缺少造血的微量元素钴、锰、铁和铜等。植物性食品除油料外，脂肪含量极少，但人的机体每昼夜至少需要 60 克脂肪，要想满足机体对这些脂肪的需要量，就要吃 5 千克的植物性食品。而且植物性蛋白质是代替不了动物性蛋白质的。如果长期素食，蛋白质得不到充足的供给，其后果是记忆力下降、精神萎靡、反应迟钝。临床医学发现，蛋白质不足是消化道肿瘤和胃癌发生的一个重要原因。

据国外科学家调查发现，长期素食的妇女，不仅骨密度低，月经量少，而且月经不规则发生率高达 26.5%，比非素食者高 5~6 倍。因为月经的正常性与蛋白质和胆固醇的摄取呈正相关，与膳食中纤维、镁含量呈负相关。膳食中的营养直接影响体内循环、中性类固醇，继而影响月经。人脑的形成、发育所需的大部分营养成分，必须从动物性食物中摄取，如构成脑组织 60% 的脂质是一种长碳链的聚不饱和脂肪酸，它在体内不能合成，只能从动物性食物中摄取，若缺乏可导致人脑退化、人未老脑先衰或导致痴呆症的发生。有"记忆素"之称的"血管紧张素胺"，是由种氨基酸组成的，这些氨基酸只能从含优质蛋白质的动物性食品中得到。

长期素食可导致缺锌，缺锌的人会增加肿瘤的发病率。人体缺锌会引起食欲减退，容易患皮肤病，尤其是女性，如果只吃素食，由于锌和热量不足，容易给下一代带来先天性疾病。

长期素食还可能患维生素 B_2 缺乏症。素食中所含维生素 B_2 要比动物性食物少得多，而维生素 B_2 缺乏会引起口角炎、唇炎、舌炎等。美国医学家经过长期研究发现，单纯素食者可使精神健康受到损害，因为素食中无法得到只能从荤食中才能获得的维生素 B_{12}，如果机体缺乏维生素 B_{12}，可导致精神和生理上的缺陷，如反应迟钝、表情痴呆、记忆力下降、舌头肿痛、吞咽困难、人易疲劳等，这在老年人中表现尤为明显。

一般都认为，吃全素食者未摄取动物性脂肪，就不会因高脂血症、高胆固醇症而引发冠心病。但新近研究的结论却相反，认为吃全素食反倒易患心血管疾病。澳大利亚皇家墨尔本科学研究所教授辛克莱尔在血脂及动脉硬化研究中发现，全素食者的血液中脂肪酸虽然含量低，但血栓素与血小板凝集素及胱胺酸的代谢物质都较其他 3 组高。血液中的血栓素、血小板凝集素等，能促使血小板凝集，加速血栓形成和冠状动脉粥样硬化，是潜在患心血管疾病的危险因素，所以，想要靠吃素预防心血管病的人要考虑到这一危险因素。日本富士山附近的原野乡曾一度享有世界长寿村的美誉，后来却变成了"短命村"，究其原因，是由于过分宣扬他们的"少肉多菜"的长寿经验，使一些人对肉类食品产生误解，形成人人怕吃肉，偏食蔬菜，不少人患上了营养不良症，造成人体抵抗力下降，导致各种疾病发生。

近年来，国内外有研究报道，发现多吃动物性蛋白质可预防卒中（中风）。国外研究人员发现，吃鱼多的渔民比以粮食为主的山区农民卒中发病率低。以日本人为例，30多年来，由于日本人动物性食品摄入增加，植物性食品相对摄入减少，卒中的发病率逐渐下降。我国河北省医学科学院进行的一项研究发现，城市居民卒中的发病率比农村低，就是因为动物性蛋白质摄入多。调查发现，城市居民平均每天摄入动物性蛋白质2克，占总热量的4%。化验结果证明，城市居民的血清总蛋白、清蛋白及十多种氨基酸水平也比较高。现代医学研究认为，高血压能使颅外动脉内膜肥厚和增生，使颅内动脉中层平滑肌细胞营养不良，发生退行性变性和形成空洞、灶性坏死，在此基础上发生血管破裂出血或血小板聚集导致脑梗死。动物性蛋白质能改善颅内动脉营养与结构，从而起到预防卒中的作用。专家们建议，预防卒中应多吃蛋白质，每日摄入总量要占总热量的15%，其中动物性蛋白质要占一半。

当然，摄取动物性食品过量，特别是含胆固醇和脂肪多的食物会使人体营养过剩，能量失去平衡，导致高血压、高脂血症、动脉粥样硬化、冠心病、糖尿病等多种疾病，而且这些疾病使人早衰和危及生命，但也不能因怕某一种营养素过量而完全拒绝这种营养素，而且这种营养素又是人体所必需的，这种因噎废食的做法也是有害的。

现代营养学认为，荤食、素食各有利弊，无论是荤食还是素食都不如杂食获得的营养全面，偏食荤食或偏食素食都会对人体健康不利。按照平衡膳食的原则，把植物性食物和动物性食物按合理的比例搭配起来，多吃素、少吃荤，做到荤素食合理搭配，达到营养全面平衡，就不必担心因吃动物性食品会得"富裕病"。

中国营养学会在制订的《中国居民膳食指南》中指出："食物多样，谷类为主，多吃蔬菜、水果和薯类，经常吃适量鱼、禽、蛋、瘦肉，少吃肥肉和荤油。"按照营养学家2005年制订的膳食人均每年平衡消费量为：粮菜400千克，豆类18千克，水果24千克，蛋类10千克，奶类15千克，鱼14千克，肉24千克，归类计算每人素食年消费量为442千克，荤食年消费量为 63 千克。因此，合理膳食结构是：谷物豆类、蔬菜水果类与肉食之比为 5∶2∶1，归纳起来，植物性食物与动物性食物最佳比值为 1∶1。这种荤素食物之比的膳食结构，是人类在长期饮食生活实践中逐步积累完善所形成的比例。

二、膳食要多品种搭配

　　人体对养分的需求是多种多样的，单靠某一类或某几种食物来满足人体需要的营养素是不可能的，而且至今还没有一种食物能够全面地满足人体对营养的需要，因此，需要从多种食物中摄取营养。有的营养学家提出一个人每天应吃 40 多种食物，至少要吃 14 种，不仅要有多类食物，而且同一类食物也要选择不同品种；不仅主食一日要有米、面、杂粮，而且副食也要多品种搭配。食用蔬菜的品种愈多愈好，最好每天有 3~5 种搭配安排一日三餐。我国蔬菜品种甚多，而且各类蔬菜所含营养素不同，叶菜类主要含有维生素 C 和胡萝卜素、维生素 B_1、维生素 B_2 以及钙、铁、钾等元素，叶酸和胆碱含量也较多；茎菜类富含淀粉，也含有胡萝卜素和 B 族维生素及维生素 C，还含有多量的钾等；根菜类含有大量糖分、胡萝卜素、维生素 C 及钙、磷、铁等元素；果菜类中瓜果类和荚果类含有丰富的蛋白质和糖类，其他瓜果类主要富含维生素 C、类胡萝卜素、B 族维生素、无机盐以及有机酸等；花菜类含有少量蛋白质，主要含有维生素 C、胡萝卜素以及 B 族维生素、无机盐等；食用菌类含有大量人体所需的氨基酸、维生素、无机盐和酶类，还含有重要药用价值的特殊物质，如核酸类物质、麦角醇、糖苷等物质。此外，还有水产品中的海藻类等营养也极为丰富。在选择蔬菜时，每天应有一半绿色叶菜类，其他黄、橙、红色蔬菜也要搭配。在有鲜豆的季节，可多采用鲜豆类，缺乏新鲜蔬菜的地区和季节，可多吃豆芽，以补充维生素 C。只有多品种搭配，才能博采养分，维持体内营养平衡，任何偏食、挑食的习惯都不利于健康。

三、膳食要生熟搭配

　　在我国的医学典籍和民间验方中，"生食疗法"的记载很多，如高血压、眼底出血者，每日清晨空腹吃新鲜西红柿 1~2 个，有辅助疗效；咽喉肿痛可嚼食青橄榄或青萝卜，等等。美国"生食"专家安·慧格尔博士，在50岁时曾患癌症，当时被医生确认为无治愈希望，他放弃了其他医疗措施，采用"生食疗法"，即一日三餐都吃生食（蔬菜、水果），坚持数年后，终于出现奇迹，癌症消失了。这位老人又用"生食疗法"治愈了许多癌症患者，因此，还获得了诺贝尔奖。他认为，生食新鲜果蔬是改善"富裕病"的最佳方法。科学家发现，当人吃了熟食之后，体内的白细胞很快增多，而吃生食则无此弊端。

近年来，"自然生食"观念正在西方国家盛行。所谓"自然生食"是指不添加人工调味品、化学添加剂，不经烹调，直接摄取具有原汁原味的新鲜生蔬菜、水果等。持生食观点的人认为，食物的烹调，无论采用炒、烧、熘、炖、炸、蒸中的任何一种方法，都会使食物中的维生素、无机盐等营养成分因受热遭受不同程度的损失。科学家们研究表明，生食既保留了大量的维生素，还有未被高温破坏的干扰诱生素，这是一种有效的抗癌物质。提倡生食者还认为，生食是回归自然，可以有效地保护免疫系统。但在生熟食之争中，主张熟食者认为生食是倒退，熟食利于大脑的发育，促进人的进化。

营养学家认为，在以熟食为主的情况下，搭配生食，这样既有利于保留大量维生素，还有利于防治疾病。所以我们日常生活中，能生吃的食物尽可能生吃，但生食也要讲科学。营养学家建议：坚持每天饮用自制的新鲜果汁和蔬菜汁；将新鲜蔬菜凉拌；不易消化的蔬菜，如胡萝卜、圆白菜等可通过绞碎、发酵产生活性酶后再食用。

生食要特别注意饮食卫生。

①蔬菜要新鲜。

②要认真冲洗干净，最好消毒，在开水中焯一下。

③要现加工现吃，不宜存放时间过久。

④可适当加调料调味，蘸食生菜是我国人民的一种饮食习惯，如大葱蘸酱，很受人们喜爱。常用蘸食配料有甜面酱、豆酱、麻辣酱、芝麻酱等，为预防胃肠道疾病，一般多用炸酱，一则消毒灭菌，二则增加香味。

⑤注意选食那些易消化而又能生食的蔬菜。可采摘各类可食的蔬菜，野菜的细芽、幼苗、叶子、茎、秆，又嫩又鲜，质地脆嫩，色鲜、味清香，营养丰富，不仅爽口、开胃，增进食欲，而且调节人体生理功能，增强体质，尤其含有黄碱素的生蔬菜，有抗癌保健功能，如嫩绿的小葱、萝卜缨、莴苣叶、青蒜苗、嫩黄瓜、水萝卜、白菜心等。

⑥变质、污染、含有农药的蔬菜不能生吃。

⑦生食蔬菜和生鱼要谨防寄生虫病,如蔬菜根部要当心囊虫,生鱼片要当心异尖线蚴虫。

⑧生食海产品要谨防致病性嗜盐菌（副溶血性弧菌），往往因生食海鲜（鱼、虾、贝或凉拌菜）而引起中毒；为防中毒，对生食的海鲜应低温保存（在10℃以下即停止生长，2~5℃逐渐死亡）；由于嗜盐菌怕酸，生食凉拌海产品一定要放醋，如醋浸泡海蜇10分钟，即可杀死细菌。

以下蔬菜不能生食。

①含淀粉量很多的蔬菜不能生食，如土豆、红薯、芋头等，因含淀粉分子颗粒大，结晶的外层都有纤维素包着，厚而坚硬，很难消化吸收，还易引发疾病，不宜生食。

②有些蔬菜本身就含有某些抗营养因子，在未煮熟时，不利于人体消化吸收，甚至还带有毒性，如四季豆、扁豆、豇豆、蚕豆等，这些豆类含有植物凝血素、毒蛋白和皂角素等，凝血素直接与人体细胞结合，会引起细胞生长迟缓，甚至死亡，毒蛋白和皂角素对消化道黏膜有刺激作用，故不宜生食。

四、膳食要干稀搭配

主食干稀搭配，不仅有利于消化，而且富有营养。我国传统饮食中就有吃粥的饮食习惯。自宋代相传至今的"神粥"——"腊八粥"在各地形成了不同风味。玉米粥、小米粥、红小豆粥、豌豆粥，更是风味各异。

我国自古就有以粥治病的传统，"药粥疗法"经过民间的长期实践，证明确有一定疗效。白粥清淡，流质食物，容易被消化吸收。明代李时珍《本草纲目》中介绍了36种粥食，如小米粥可以止渴消热；高粱、糯米粥可以治脾胃虚寒；玉米面粥可以健脾胃、止泻痢；萝卜丝粥可以消食利膈；绿豆粥可以消暑解毒，是夏季消暑佳品；红小豆粥可以解毒，治疗痈疽和通乳，等等。清代流传下来的"神仙粥"，至今仍在民间传食，主治风寒感冒、暑湿头痛以及胃寒呕吐等病症。其做法很简单：糯米100克，淘净放入砂锅煮沸后，加生姜5~8片（6~9克）、葱白带须5根（6~9克），待粥煮熟时加醋10~15克，趁热食粥，接着盖被睡卧，以出微汗为佳，并避风寒。"神仙粥"的制法和功用可概括为"一把糯米煮成粥，根葱白片姜，熬熟加入半杯醋，伤风感冒保平安"。本方适用于恶寒发热、鼻塞流涕、咳嗽喷嚏、头痛身痛、风寒感冒等症，对于高热烦渴、恶热不恶寒或不甚恶寒的，不宜选用。

近年来，人民生活水平不断提高，保健意识增强，不少人已将粥视为保健补品，并已养成每天早餐必须喝粥的习惯。粥之所以日渐受人喜爱，不但是因其好吃、易消化，而且营养丰富，应该提倡天天都喝些粥。粥之所以营养丰富，是因在煮粥过程中，用的是小火慢熬，米里的一些营养素易溶于米汤里，营养很少损失，而且比干饭容易消化吸收，这对于消化功能较弱的老年人、脾胃功能较虚弱的病人、产妇和幼儿都是一种营养佳品，可强身益气、延年益寿。正如诗人陆游在他的一首诗中所说："世人个个学长年，不悟长年在目前。我得宛丘平易法，只将食粥致神仙。"

我国人民传统的饮食结构中还有喝汤的习惯，汤的主要作用是滋润脾胃，帮助消化，促进食欲。按中医观点，汤还有正本清源的作用。生活环境污染严重，食物中含有诸多人造色素等，都会对人体造成一定影响，这种影响积累到一定程度，人就会生病。平时有针对性地饮一些汤水来滋补身体，有一定的食疗作用。汤能代替水，对那些体液缺少的病人，汤比水更能起到补液的作用。日本一位专家对2600人进行了长达1年的研究后得出结论，经常喝汤能防止胃癌发生。有报道，罗汉果猪肉汤对支气管炎、扁桃体炎等特别有效。另外，汤水减肥作用也不能忽视，有研究证实，午饭喝汤比其他营养丰富的菜，摄入的热量要少209.1千焦，因此对节制饮食的人来说，喝汤更为有益。

我国传统的食疗中常以鸡、鱼、肉汤作为滋补品。在鸡、鱼、肉里都含有一定量的优质蛋白质，溶有含氮浸出物，如肌凝蛋白原、肌肽、肌酸、肌酐、嘌呤碱和少量氨基酸等，不仅味道鲜美可口，营养丰富，而且具有刺激胃液分泌、增进食欲、促进消化的作用，以及各种保健功能。如猪肉排骨汤可治骨质疏松症；黄花鲫鱼汤可治产后乳汁不足；鸡汤在医疗上有很好的功效，当人们因血压低而无精打采时或精神抑郁时，喝鸡汤能缓解病情。因为鸡汤能促进人体内去甲肾上腺素的分泌，而这种激素能提高人的工作效率，消除疲倦感，还能抑制喉头和呼吸道的炎症，加快鼻腔黏液的排除，治疗感冒和咳嗽；鸡汤还能减肥，因为鸡汤能减轻人的饥饿感，从而减少进食。另外，米汤可治婴儿腹泻、脱水；生姜葱白汤可治风寒等等。

五、膳食要根据体质搭配

人的体质一般区分为阳虚寒凉体质和阴虚火旺体质。这两种体质的人员，其食物搭配各不相同。如阳虚寒凉体质者，均有寒性病症表现：喜热恶凉，手足清冷，少气懒言，蜷卧嗜睡，口不渴或喜热饮，尿清长或稍黄，可发生下肢浮肿，舌质淡白或淡紫或舌体胖大，舌边可有齿痕，或见口中津液过多导致舌苔滑，亦可有白苔或原苔。此种体质的人饮食宜平性食物和热性食物相配合，如多食用粳米、玉米、白面、黄牛肉、猪瘦肉、牛奶、乌骨鸡、鱼类、蔬菜等，相互搭配，交替食用，对身体大有裨益。

如果你是阴虚火旺体质，则有热性病症表现：喜凉恶热，手足温暖，口燥咽干，心烦少眠，喜饮水或冷饮，可见面色红赤或小便短赤，大便干燥或秘结，严重者有五心烦热，舌苔偏红，苔少，口中津液较少。此种体质的人，其食物应以平性食物和寒凉食物搭配食用，如多食用大米、玉米、赤小豆、高粱米、黑面、面筋、绿豆、薏苡仁、豆腐、土豆、莴苣、菠菜、茄子、黄瓜、马齿苋、白萝卜、小米、蟹、牡蛎、海带等。这些食物进行搭配，交替食用，对身体大有裨益。

六、根据季节搭配膳食

由于季节不同，人们食用、搭配食物也不相同。根据我国四季五补学说，其食物搭配也不同。四季为春、夏、秋、冬，但由于夏天至秋天时间长，古人从夏季到秋季，划出一个时期称为长夏，这样便出现了五个季节，春、夏、长夏、秋、冬，五个季节与人体肝、心、脾、肺、肾相对应，则形成了"五季五补"理论。

春天，气候温和，万物生长向上，五脏属肝，应以肝主疏泄为主，人体需要补肝，称为升补。阴虚寒凉体质，适宜食用粳米瘦肉粥、人参炖乌鸡等；阴虚火旺体质，适宜食用玉米粥、沙参煮蟹肉等。

夏天，气候炎热，人体喜凉，五脏属心，需要清补。阴虚寒凉体质，适宜食用党参煮牡蛎等；阴虚火旺者需要清补，适宜食用的食物有大米赤豆粥、清炖牡蛎肉等。

长夏，气候潮湿，五脏属脾，适宜淡补。阴虚寒凉体质，适宜食用茯苓大米粥、山药炖乳鸽等；阴虚火旺者适宜食用苡仁粥、沙参炖猪瘦肉等。

秋天，气候凉爽，五脏属肺，需要平补。阴虚寒凉体质，食用豆蔻馒头、茯苓炖牛肉等；阴虚火旺体质，食用山药馒头、玉竹心子等。

冬天，气候寒冷，阳气深藏，五脏属肾。阳虚寒凉体质，食用丁香蒸牛肉、党参蒸鲈鱼等；阴虚火旺体质，食用赤小豆粥、豆腐炖鱼头等。

七、膳食要根据不同的地区搭配

由于居住地区不同，有人居住北方，天气寒冷，有人居住南方，天气炎热。居住北方寒冷地区，气候干燥，所食用食物在搭配上，要求味平性热的食物，如面食、牛肉、羊肉、鸽肉、鸡肉、蔬菜、水产品、水果、芝麻、核桃。用这些食物滋润保养，身体健康。可经常食用茯苓包子、豆蔻馒头、土豆烧牛肉等。

南方气候炎热，降雨量大，且湿气大，故在食物搭配上，以平和祛湿的食物为主，如猪瘦肉、鸭肉、兔肉、鹌鹑、蛤蜊肉、牡蛎肉、鱼类、蔬菜、水果等。还可经常食用粳米粥、八宝饮、海带炖鸭肉、党参烧兔肉、清蒸鱼等。

八、膳食要根据食物的四性五味搭配

食物均有四性五味。任何食物都有温热寒凉四种不同的性质。古人治病的原则是"寒者热之，热者寒之"。这就是说，阴虚寒凉体质的人，就要食用温热食物，如生姜当归羊肉汤、龙马童子鸡等菜肴。对体质属阴虚火旺者，则食用寒凉的食物，如双花茶、绿豆粥、党参炖子鸭、莲子烧兔肉等。

食物均有五味，即酸、苦、甘、辛、咸。《素问·至真要大论》中提到："辛甘发散为阳，酸苦涌泻为阴，咸味涌泻为阴，淡味渗泄为阳。"这里说明辛甘淡为阳，酸苦咸为阴。《素问·藏气法时论》说："辛酸甘苦咸，各有所利，或散、或收、或缓、或急、或坚、或软，四时五藏，病随五味所宜也。"也就是说，辛味具有宣、散、行气血的作用，如对气血阻滞，我们则用大葱搭配粳米煮成粥，称为"葱白粥"，食后，对气血瘀阻者大有裨益。甘味，有补益、和中、缓急作用，如对脾气虚者用红枣搭配粳米煮粥，称为"红枣粥"，脾胃虚弱者食用极佳。酸味具有收敛、固湿作用，对阳虚不摄导致多汗、尿频、遗精者可用五味子加红糖，水煎饮用，称为"五味饮"，气逆等患者尤宜；用苦瓜搭配大米煮粥，食后有清热、燥湿功效。咸味有软坚、散结、泻下作用，如对热结、痰咳患者，可用黄芪搭配乳鸽，加调料蒸食，可增加软坚散结功效。

综上可以看出，根据食物的"四气五味"搭配食物，对各种体质和不同患者是十分重要的。

学会科学配菜配菜是整个膳食制作中的一个重要环节，也是实现营养平衡与合理膳食的一项重要措施。科学配菜就是要根据食物原料的外形、结构、化学成分、营养价值、理化性质，进行合理的选配，达到每一份菜和一席菜的各种菜肴在色、香、味、形及营养成分的配合上满足食用者需要，这种配菜方法就叫科学配菜。

世界上一切事物都是在相互联系中存在的。食物与食物之间，既有统一协调的一面，也有对立排斥的一面。在我国古代文献与传统医学典籍中，对食物的搭配与禁忌早有论述。汉代著名医学家张仲景所说："所食之味，有与病相宜，有与身为害，若得宜则益体，害则成疾。"清代《闲居杂录》中提出"物性相反"与"物性相感"的原则。人们在漫长的生活实践中，也积累和总结了丰富的经验。现代医学和营养学对以往的经验和理论进行了科学的整理和发挥，因此，科学配菜与禁忌已成为人们必须具备的饮食科学知识的一个重要部分。

合理配菜不仅不会"相克"，而且会"相生"。即两种或两种以上食物配合适当，其所含营养素之间会发生一系列物理、化学变化，产生协同、互补、强化的作用，从而提高营养价值和食用价值，这就是混合效应，也叫混合搭配。食物的搭配要把营养学的要求与烹饪学的要求两者统一结合起来，不仅要配好色、香、味、形，而且要配好营养的种类、数量和相互比例，要充分发挥各种食物在营养价值上的特点，发挥其互补作用，使食品的营养成分更加全面、合理，满足人体的需要。我国膳食制作中有丰富的传统膳食配菜方法和经验，我们要认真发掘和继承，并尽量保存我国特有的菜肴风味和特色，同时也要按现代营养学的要求，加以改进，使之更加科学合理，以提高食品的营养价值和食用价值。

首先要编制好食谱，为满足人体各种营养素的需要，要根据家庭成员每个人的年龄、职业、劳动、生活及饮食习惯，按照人体补给营养的标准，选择各种适宜的食物，制订好食谱，并按早餐、午餐、晚餐各占全日热量的 25%～30%、40%、30%～35% 分配食物。

在选配食物时要重视维生素和微量元素的补充，尤其要重视易缺乏和易损失的营养素。

要考虑季节的变化，由于季节的变化引起人体生理和口味的改变，应采取不同配菜方法，如春季人体生理作用、新陈代谢活跃，夏季人们食欲普遍下降，秋季人们食欲增强，冬季人体需要产热量多。应根据此特点选配食物。

要适应人们的饮食习惯，配菜要注意适应长期养成的良好饮食习惯，对不科学不合理的饮食习惯，如偏食、挑食、单食、异食，可以通过食物搭配来改变和纠正。

近年来，我国随着食品工业的发展，推出了许多"伴侣食物"，这是食物搭配的新名词，指的是某些食物结合在一起，使两者的成分产生互补作用或增强作用，这种食品对防病强身、延年益寿大有裨益。

我国近几年在许多大城市还推出了"营养配餐"（又叫套餐）。营养配餐就是营养平衡学说的具体实施，这在国外已十分普及。提倡和推广营养配餐，对保持人体健康具有十分重要的意义。营养配餐是按照人体的营养需要，根据食品中各种营养物质的含量设计每顿乃至每天或1周的食谱，使人体摄入的蛋白质、脂肪、糖类、维生素、无机盐和膳食纤维等几大类营养素，不仅品种齐全，而且比例适当，达到膳食结构合理，营养全面、平衡。营养配餐有普通配餐、特殊人群配餐、保健配餐等三大类，每种配餐不仅膳食搭配多种多样，谷、肉、果、菜皆有，而且还能根据不同人群的需要搭配主副食，使每天三餐搭配合理，饭菜花样翻新，营养素品种齐全、比例适当，符合饮食科学的要求。

为了更好地发挥食物的搭配效应，在配菜时应注意如下原则。

①遵循平衡营养、合理膳食结构的原则，达到总热量和各种营养素的平衡。

②搭配的食物品种愈多愈好，在以植物性食物为主的基础上，荤素搭配，最好每天有3~5种食物，达到食品多样化、合理化。

③搭配的食物种属愈远愈好。

④配菜应以每餐为单位，达到食物同时吃，才能收到搭配的效果。如各种氨基酸只有在同时消化时，才能构成蛋白质。

⑤配菜的选择，要依据食物的营养成分、食物的性味、适合人们的饮食习惯的原则，合理搭配。

⑥食物搭配要注意主副食的质量，提高食用价值。

配菜的方法如下。

（1）数量搭配。

在配合数量上要突出主要食物，以配合食物为辅，使配合食物起到补充、烘托、陪衬、协调的作用，而且主要食物与辅助食物的比例要恰当，一般为2∶1或4∶3、3∶2等。

（2）质地搭配。

要根据食物的性味、质地做到软配软、脆配脆、韧配韧、嫩配嫩，更重要的是着眼于营养的配合。

（3）色泽搭配。

不论同色或异色搭配，都要使食品色泽协调，使人喜爱，增进食欲。

（4）口味搭配。

一般分浓淡相配、淡淡相配和异香相配。淡淡相配要选主、辅食物都是味淡的，能相互衬托，如"蘑菇豆腐"；浓淡相配，主要食物要选味浓厚的，配合食物选味淡的，如"菜心烧肘子"；异香相配，主要食物要选味道较浓香的，配合食物选特殊香味的，二味融合，食之别有风味。

配菜合理能提高食物的营养价值配菜方法很多，包括味道的配合、质地的配合、色泽的配合、形态的配合。合理配菜，不仅使菜肴色、香、味、形俱佳，提高人的食欲，便于机体对各营养成分的吸收和利用，更重要的是可提高菜肴的营养价值。因为各种原料所含的营养成分有较大差别，通过合理的配菜，主料、配料可互相取长补短，使菜肴营养更加全面，有利于机体吸收利用。

人们日常生活中，最普遍的配菜是荤素搭配食用，能起到营养互补作用。

（1）维生素和无机盐起到互补作用。

肉类中含有优质蛋白质，脂肪含量较丰富，并富含脂溶性维生素。而蔬菜则富含水溶性维生素、无机盐等。青菜与肉类搭配食用，肉类中的蛋白质有助于蔬菜中的无机盐吸收利用。这两种食物搭配，从营养上可以取长补短，相互补充；在口味上，肉类过于油腻，青菜又过于清淡，这样搭配浓淡适中，清爽可口。

（2）提高铁的利用率。

植物性食物，如蔬菜中所含的铁，是以碱性的三价铁形式存在，而人体内只能吸收可溶性的二价铁。动物性食品，如肉类中组成蛋白质的半胱氨酸具有还原性，能把蔬菜中的三价铁还原成可溶性的二价铁，便于人体吸收利用。因此，肉类食品可以提高蔬菜中铁的利用率。

（3）膳食达到酸碱平衡。

在膳食中，酸性食物和碱性食物必须搭配适当，否则，容易在生理上引起酸碱平衡失调，使血液偏酸或偏碱，影响人体健康。

肉类食物一般属于酸性食物，因为肉类含有较多的磷、氯、硫等酸性元素。而蔬菜多含有钙、钾、钠等碱性元素，属于碱性食物。因此，肉类

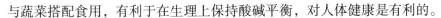

与蔬菜搭配食用，有利于在生理上保持酸碱平衡，对人体健康是有利的。

（4）蛋白质达到互补作用，提高蛋白质利用率。

一般来说，动物性食物中的蛋白质属于优质蛋白质，其 8 种必需氨基酸品种、含量、比例都比较接近人体需要；而植物性蛋白质，必需氨基酸与人体需要相差很大。因此，荤素搭配可以起到蛋白质互补作用。如牛肉单独食用时，蛋白质生物效价为 69；大豆单独食用，蛋白质生物效价为 64；而牛肉与大豆按 26∶22 的比例配合食用，其生物效价可提高到 89。

由此可见，合理配菜是一门科学，是一种艺术。每一位珍视健康、追求高品质生活的人都应学习并掌握这一门生活艺术。

第二篇　食物相克

与蔬菜相克的食物

芹菜与黄瓜

黄瓜中含有维生素 C 分解酶，由于黄瓜做菜，多是生食或凉拌，其中的酶并不失活，若与芹菜同食，芹菜中的维生素 C 将会被分解破坏，因而营养价值大大降低。

芹菜与蚬、蛤、毛蚶、蟹

蚬、蛤、毛蚶、蟹等体内皆含维生素 B_1 分解酶，此酶加热后虽然也会失效，但人们在食用海鲜时，喜欢生吃，或只用开水烫一烫。这些蛤贝体内的维生素 B_1 分解酶并未失活，若与芹菜同食，可将其中的维生素 B_1 全部破坏。但此酶遇酸会减弱其分解能力，所以进食蛤、贝、生鱼等，适当加醋，可以保护维生素 B_1。

芹菜与甲鱼

同吃会中毒，可以用橄榄汁解毒。

芹菜与菊花

同食会引起呕吐。

芹菜与鸡肉

同食会伤元气。

黄瓜与柑橘

柑橘亦含维生素 C，每 100 克约含 25 毫克，做西餐沙拉时，有时亦配以黄瓜，使色泽绚丽，但柑橘中的维生素 C 容易被黄瓜中的分解酶所破坏。黄瓜与辣椒辣椒的维生素 C 含量丰富，每 100 克辣椒中约含 198 毫克。黄瓜中含维生素 C 分解酶，黄瓜生食此酶不失活性，二者同食，则辣椒中的维生素 C 被破坏，降低了营养价值。

黄瓜与菠菜、小白菜

菠菜中维生素 C 含量为每 100 克含 90 毫克，小白菜为每 100 克含 60 毫克，皆不宜与黄瓜配食，不然，降低营养价值。

黄瓜与菜花菜花中维生素 C 含量亦较丰富，每 100 克约含 88 毫克，若与黄瓜同食，菜花中的维生素 C 将被黄瓜中的维生素 C 分解酶破坏，故不宜配炒或同吃。

葱与狗肉

狗肉性热，助阳动火，葱性辛温发散，利窍通阳，二者配食，共增火热，有鼻出血症状的人应当特别注意。

葱与枣

《大明本草》中记载："枣与葱同食令人五脏不合。"这是因为枣的食物药性甘辛而热，古人称"多食令人热渴膨胀，动脏腑，损脾元，助温热"。而葱又性辛热助火，故二者不宜同食。

大蒜与蜂蜜

大蒜辛温小毒，性热，其所含辣素与葱相近，其性质亦与蜜相反，古人吴谦在《医宗金鉴》中说："葱蒜皆不可共蜜食，若共食令人利下。"所以大蒜不宜与蜜共食。

大蒜与大葱

同食会伤胃。

蒜与地黄

同食会影响营养成分的吸收。

蒜与何首乌

同食会引起腹泻。

胡萝卜与白萝卜

把胡萝卜和白萝卜切成丁、条一起炒，这种吃法是不科学的。因为白萝卜维生素 C 的含量较高，对人体健康非常有益，但是和胡萝卜混合烧煮，就会使维生素 C 丧失殆尽。原因是胡萝卜中含有维生素 C 分解酶，会破坏白萝卜中的维生素 C。不仅如此，胡萝卜与所含维生素 C 的蔬菜配合使用，都会充当这种破坏者。

当胡萝卜和维生素 C 含量高的蔬菜一起调配食用时，添加一些食用醋，对维生素 C 的破坏作用就会急速减弱，使维生素 C 的损失降至最低程度。胡萝卜与酒胡萝卜含有丰富的胡萝卜素，当胡萝卜素和酒精一起进入肝脏代谢时，会对肝脏产生毒性作用，引起肝损伤，对人体健康十分不利。

胡萝卜与醋

胡萝卜含有大量胡萝卜素，经代谢后可转变成维生素 A。维生素 A 可以维持眼睛和皮肤的健康。皮肤粗糙和夜盲症患者是由于缺乏维生素 A 的缘故。

醋可破坏胡萝卜素，若在烹调胡萝卜时放醋，胡萝卜素就会完全被破坏，失去了原有的营养价值。

胡萝卜与含维生素 C 的食物

富含维生素 C 的蔬菜有菠菜、油菜、菜花、西红柿、辣椒等，水果有柑橘、柠檬、草莓、桃、梨、枣等。

胡萝卜中所含的维生素 C 分解酶，可破坏维生素 C，使富含维生素 C 的蔬菜、水果失去原有的营养价值。因此，应避免将它们搭配食用。萝卜与动物肝脏

萝卜含维生素 C 较丰富，而动物的肝脏富含铜、铁等离子，若将两者同食，则动物肝脏中的铜、铁离子极易使萝卜中的维生素 C 氧化，使萝卜的营养价值降低。

萝卜与苹果、梨、葡萄

萝卜与含有大量植物色素的苹果、梨、葡萄等水果一起食用，经胃、肠道消化分解后，可产生抑制甲状腺作用的物质，诱发甲状腺肿。

萝卜与人参

《本草纲目》记载："萝卜生食升气，熟食降气。"

人参常用来补元气，而萝卜可破气，若将二者同时服用，则一补一破，人参就起不到滋补作用了。

此外，萝卜有利尿消食作用，吃了萝卜，会加快人参有效成分从尿中排出，影响人参滋补作用的发挥。

萝卜与橘子

人们都知道，甲状腺肿——大脖子病是由于缺碘造成的，而对萝卜与橘子同时食用也会诱发甲状腺肿却知之甚少。

科学家通过大量的临床实验发现，萝卜等十字花科蔬菜摄入到人体后，可迅速产生一种叫硫氰酸盐的物质，并很快代谢产生另一种抗甲状腺的物质——硫氰酸。该物质产生的多少与这类蔬菜的摄入量成正比。此时，如果同时摄入含有大量植物色素的橘子，橘子中的类黄酮物质在肠道被细菌分解，转化成羟苯甲酸及阿魏酸。这两种酸可加强硫氰酸抑制甲状腺功能，从而诱发或导致甲状腺肿。

因此，专家提醒人们，在食用萝卜等十字花科蔬菜后，不宜马上吃橘子。尤其在甲状腺肿流行的地区，或正在患甲状腺肿的人，更应注意。

萝卜与木耳

同食会得皮炎。

茄子与毛蟹

同食会中毒，可以用藕治疗。

辣椒与胡萝卜

胡萝卜除含大量胡萝卜素外，还含有维生素 C 分解酶，而辣椒含有丰富的维生素 C，所以胡萝卜不宜与辣椒同食，否则会降低辣椒的营养价值。

韭菜与白酒

古时曾有"饮白酒，食生韭令人增病"的说法，而在《饮膳正要》中也有"韭不可与酒同食"之类的记载，其道理大致也与食物药性有关。

白酒甘辛微苦，性大热，含乙醇约60%，1 克乙醇在体内燃烧，产热2949 焦（100 卡），乙醇在肝内代谢，嗜酒者可引起酒精中毒性肝炎、脂肪肝及肝硬化。酒性辛热，有刺激性，能扩张血管，使血流加快，又可引起胃炎和胃肠道溃疡。韭菜性亦属辛温，能壮阳活血，食生韭饮白酒，就像火上加油，久食动血，有出血性疾病的患者更应加倍注意。

韭菜与蜂蜜

古人孟诜在《食疗本草》中记载："韭不可与蜜及牛肉同食。"

蜂蜜性平，味甘。李时珍曰："（蜜）生则性凉，故能清热；熟则性温，故能补中；甘而和平，故能解毒；柔而濡泽，故能润燥；缓和去急，故能止心腹、肌肉疮疡之痛；和可以致中，故调和百药而与甘草同功。"而韭菜含硫化物，性辛温而热，二者食物药性相反，故不可同食。

芥菜与鲫鱼

鲫鱼的食物药性属甘温，其功能之一是消水肿、解热毒。但与芥菜同食，反而引发水肿。这是因为芥菜的食物药性属辛辣。加上人们一般都是将芥菜腌制后食用，腌菜盐重味咸，水肿患者、肾功能不全者，过食则易加重病情。

菠菜与豆腐

在食用菠菜和豆腐时，有人把它们一锅煮，认为是最理想的素食。但这是一种错误做法。因为菠菜含有叶绿素、铁等，还含有大量的草酸。豆腐主要含蛋白质、脂肪和钙。二者一锅煮，会浪费宝贵的钙。因为草酸能够和钙起化学反应，生成不溶性的沉淀。这样不仅损失了一部分钙，人体还无法吸收。

因此，为了保持营养，一是将菠菜和豆腐分餐，这样就不会起化学反应了。二是可以先将菠菜放在水中焯一下，让部分草酸溶于水，捞出来再和豆腐一起煮就行了。

菠菜与鳝鱼

鳝鱼的食物药性味甘大温，可补中益气，除腹中冷气。而菠菜性甘冷而滑，下气润燥，据《本草纲目》记载，菠菜可以"通肠胃热"。由此可见，二者食物药性及功能皆不相协调。而且鳝鱼油煎多脂，菠菜冷滑，同食也容易导致腹泻，所以二者不宜同食。

花生与毛蟹

花生富含油脂，毛蟹性寒，二者同食，可导致腹泻，而且二者同食后生化反应复杂，所以不宜同食。

莴苣与蜂蜜

蜂蜜富含蜡质，具有润肠通便作用，但蜂蜜的食物药性属凉，莴苣性冷，二者同食，不利肠胃，易致腹泻，所以二者不宜同食。

竹笋与糖浆

同食会引起中毒，可以用绿豆治疗。

南瓜与富含维生素 C 的食物

由于南瓜含维生素 C 分解酶，所以不宜同富含维生素 C 的蔬菜、水果同食。维生素 C 耐热，南瓜煮熟后此酶即被破坏。所以南瓜宜煮食，不宜炒食，更不宜与番茄、辣椒等同炒。富含维生素 C 的菜有菠菜、油菜、西红柿、圆辣椒、小白菜、菜花等。

南瓜与虾

同食会引起痢疾，可以用黑豆、甘草解毒。

南瓜与羊肉

《本草纲目》记载："南瓜不可与羊肉同食，令人气壅。"因为南瓜补中益气，羊肉大热补虚，两补同食，令人肠胃气壅。西红柿与白酒同食会感觉胸闷、气短。

西红柿与红薯

同食会得结石病，呕吐、腹痛、腹泻。

西红柿与胡萝卜

胡萝卜与含维生素 C 丰富的食品搭配合吃，就会把维生素 C 破坏。

西红柿与猪肝

西红柿富含维生素 C，猪肝使维生素 C 氧化，使其失去原来的功能。

西红柿与咸鱼

同食易产生致癌物。

西红柿与毛蟹

同食会引起腹泻，可以用藕节止泻。

洋葱与蜂蜜

同食会伤眼睛，引起眼睛不适，严重者会失明。

土豆与香蕉

同食面部会生斑。

土豆与西红柿

土豆会在人体胃肠中产生大量的盐酸，西红柿在较强的酸性环境中会产生不溶于水的沉淀，从而导致食欲不佳，消化不良。

毛豆与鱼

同食会破坏维生素 B_1。

香菜与黄瓜

黄瓜中含有维生素 C 分解酶，可破坏其他食物中所含的维生素 C，而香菜为含维生素 C 较高的食物，若将其和黄瓜同时食用，会使香菜中所含的维生素 C 受到破坏，失去原有的营养价值。

香菜与动物肝

香菜含有丰富的维生素 C，而动物肝富含铜、铁等离子，若将动物肝与维生素 C 含量高的香菜同时食用，铜、铁等离子极易使香菜中的维生素 C 氧化，从而失去原有功效。

莴苣与乳酪

《金匮要略》记载："白苣不可共酪食，作蜃虫。"《饮膳正要》记载："莴苣不可与酪同食。"《医宗金鉴》记载："白苣味苦性寒，乳酪味甘性热，一寒一热而成湿，湿则生虫，故曰不可食。"

乳酪是油脂性食物，而莴苣性寒，二者同食，容易导致消化不良，或腹痛腹泻。同时，莴苣生食时，因洗涤不净，易受寄生虫污染，如钩虫、蛔虫等，皆不利于健康。

金瓜与鳢鱼

鳢鱼即黑鱼，《本草纲目》称其为鳢鱼，俗称火柴头鱼。此鱼性味甘寒，具有下气利水之功效；而金瓜性味甘寒。二者同属寒性，不宜同食，否则伤肠胃，损正气。

此外，金瓜与鳢鱼都含有复杂的生物活性物质与酶类，若二者同食，可发生不利于人体健康的生化反应。

金瓜与黄鳝

黄鳝温中补气，金瓜甘寒下气，二者功用大不相同，同食则功用互相抵消，无益于健康。

另外，二者生化成分复杂，可能产生不利于人体的生化反应，也可影响人体健康。

金瓜与虾虾性温，味甘、咸，具有补肾壮阳、健胃补气、祛痰抗癌等功效；而金瓜性寒，味甘，具有下气平喘、清热利痰之功效。二者性味功效相佐，不宜同食。

此外，若二者混合配食，由于其生化成分复杂，会发生一些生化反应，影响身体健康。

金瓜与蟹

蟹肉味咸性寒，有微毒；而金瓜性味甘寒，二者都属寒凉之物，若同食，会损害人体肠胃功能，甚至引起腹泻、肚痛等症状，对人体健康不利。

与肉、禽、蛋相克的食物

猪肉与豆类

从现代营养学观点来看，豆类与猪肉不宜搭配，原因大致有以下几点。

①豆中植酸含量很高，60%～80%的磷是以植酸磷形式存在的。它常与蛋白质和矿物质元素结成复合物而影响二者的可利用性，降低其利用效率。

②多酚是豆类的抗营养因素之一，它与蛋白质起作用，影响蛋白质的可溶性，降低其利用率。多酚不仅影响豆类本身的蛋白质利用，在与肉类配合时也影响肉类蛋白的消化吸收。

③豆类纤维素中的醛糖酸残基可与瘦肉、鱼类等荤食中的矿物质如钙、铁、锌等组成螯合物而干扰或降低人体对这些元素的吸收，故猪肉与黄豆不宜相配。

④豆中含有产气的化合物——寡糖化合物，如棉子糖、水苏糖和毛蕊花糖等，由于人体消化系统不分泌半乳糖苷酶，因而不能消化这些化合物。它们在大肠内由于细菌的作用，分解后产生大量气体（CO_2、H_2、CH_4等），加上消化不良等因素形成腹胀气壅气滞。所以，猪肉、猪蹄炖黄豆是不合适的搭配。

猪肉与菊花

猪肉与菊花同食，严重的会导致死亡，可用川莲5克水煎服治疗。

猪肉与羊肝

从食物药性看，猪肉与羊肝配伍不宜，因羊肝有膻气，与猪肉共烹炒则易生怪味。

《饮食正要》记载："羊肝不可与猪肉同食。"

猪肉与田螺

猪肉酸冷寒腻，田螺大寒，二物同属凉性，且滋腻易伤肠胃，故不宜同食。

猪肉与茶

同食易发生便秘。

猪肉与百合

同食会引起中毒，可以用韭菜汁治疗。

猪肉与杨梅子

猪肉与杨梅子同食，严重的会引起死亡，可以吃人乳治疗。

猪肉与驴、马肉

《金匮要略》记载："驴、马肉合猪肉食之成霍乱。"并对此作以解释："诸肉杂食，恐难消化，乱于肠胃，故成霍乱。"

《日用本草》记载："马肉只堪煮食，余食难消。"即除煮食外，其他烹调方法如炒、熘等，皆难以消化。

驴肉性味甘凉，马肉性味苦冷，皆属凉性。而猪肉肥腻，若共食，有碍于消化吸收，易致腹泻，不利于健康。

猪肉与牛肉

《本草纲目》记载："猪肉合牛肉食生虫。"《金匮要略》记载："牛肉共猪肉食作寸白虫。"《饮膳正要》记载："猪肉不可与牛肉同食。"猪肉酸冷，微寒，有滋腻阴寒之性。而牛肉则性温，味甘，具有暖中补气、补肾壮阳、健脾补胃、滋养御寒、益筋骨、增体力之功效。二者一温一寒，一补中健脾，一滋腻碍消化，其性味和功效有所抵触，故不宜同食。

猪肉与鲫鱼

《饮膳正要》记载："鲫鱼不可与猪肉同食。"

鲫鱼性味甘温，猪肉性味酸冷，微寒，二者性味功效略有不同。若二者一起烹调或配炒，则不太合适。

猪肉与香菜

《饮膳正要》记载："猪肉不可与芫荽同食，烂人肠。"韩矜曰："凡肉有补，唯猪肉无补。"

香菜又名芫荽，可去腥膻气味，其性辛温发散，耗气伤神；猪肉滋腻，助湿热而生痰，一耗气，一无补，所以二者配食，对身体有损无益。

猪肉与虾

《饮膳正要》记载："虾不可与猪肉同食，损精。"元朝朱震亨亦云："猪肉补气，世俗以为补阴，误矣！唯补阳尔；今之虚损者，不在阳而在阴，以肉补阴是以火济水，盖肉性入胃，便作湿热。"

淡水虾（如青虾），性味甘温，功能补肾壮阳，通乳；海虾，性味甘咸温，可温肾壮阳、兴奋性机能。而猪肉助湿热而动火，如将二者相配食用，则会耗人阴精，导致阴虚火旺，不利于身体健康。

猪肝与鹌鹑

《本草纲目》记载："猪肝合鹌鹑食生面墨。"

黑子、面墨系现代医学中的色素沉着症，其原因甚多，如肝病，铜代谢障碍，铁质潴留，酶缺乏，维生素 A、维生素 C、维生素 P 缺乏等。

猪肝与鹌鹑肉混合烹调，其各自所含的酶及其他生物营养素、微量元素之间可能发生复杂的化学反应（酶加热到一定温度后失活），干扰微量元素（如铁、铜）的代谢，影响某些酶的形成与激活，或破坏一些必需的维生素，产生一些不利于人体健康的物质，引起不良的生理效应，发生色素沉着。

猪肝与野鸡

《饮膳正要》记载："野鸡不可与猪肝同食。"

野鸡味酸微寒，能补中益气，止泻痢，除消渴；猪肝性温，味甘苦，它们性味有温寒之别。如二者同煮食，将不利于身体健康，甚至引起不良的生理反应。

猪肝与鲫鱼

鲫鱼性味甘温，具有益气健脾、清热解毒、利水消肿、通脉下乳之功效。猪肝与鲫鱼不合，如将二者混合烹调或配炒，会产生一些不利因素，食用后会引起一些不良反应，比如容易产生痈疽等。

猪肝与番茄、辣椒

猪肝炒食或做汤不宜配番茄、辣椒、毛豆等富含维生素 C 的蔬菜。维生素 C 在受热受光时易被破坏，在酸性溶液中较为稳定（pH < 4），在中性及碱性溶液中极不稳定。特别在有微量金属离子（如铜离子、铁离子等）存在时更易被氧化分解，即使是微量的铜离子也能使维生素 C 氧化速度加快 1000 倍。猪肝中含铜、铁元素丰富，每 100 克猪肝中含铜 2.5 克，铁 25 毫克，能使维生素 C 氧化为脱氢维生素 C 而失去原来的功能。

猪肝与菜花

炒猪肝不宜配菜花。菜花中含有大量纤维素，纤维素中的醛糖酸残基可与猪肝中的铁、铜、锌等微量元素形成螯合物而降低人体对这些元素的吸收。

猪肝与豆芽

猪肝中的铜会加速豆芽中的维生素 C 氧化，失去其营养价值。

动物肝与雀肉

二者同食会引起中毒，可以用绿豆治疗。

牛肉与栗子

牛肉甘温，安中益气，补脾胃壮腰脚；栗子甘咸而温，益气厚肠胃，补肾气。从食物药性看，二者并无矛盾；从营养成分看，栗子除含蛋白质、糖类、脂肪外，还富含维生素 C，每 100 克栗子中含维生素 C 高达 40 毫克。此外，富含胡萝卜素、B 族维生素和脂肪酶。栗子中的维生素 C 易与牛肉中的微量元素发生反应，降低栗子的营养价值。而且，二者不易消化，同炖共炒都不相宜。在我国古籍《饮膳正要》中也有"牛肉不可与栗子同食"的记载。同时，有人还发现牛肉与栗子同吃会引起呕吐。

牛肉与红糖

同食会引起腹胀。

牛肉与白酒

牛肉性温，味甘，补气助火；白酒属大温之品。如将二者相配食用，极易上火，甚至可引发口腔炎症、肿痛。

牛肉与韭菜、薤、生姜

《本草纲目》记载："牛肉合猪肉及黍米酒食，并生寸白虫；合韭薤食，令人生热病，合生姜食损齿。"

因牛肉甘温，补气助火；韭菜、薤、生姜等食物皆大辛大温之品。如将牛肉配以韭菜、薤、生姜等大辛大温的食物烹调食用，容易助热生火，以致引发口腔炎症、肿痛、口疮等。

牛肉与橄榄

同食会引起身体不适。

牛肝与富含维生素 C 的食物

维生素 C 是一种己糖衍生物，具有很强的还原性，很容易被氧化剂氧化而失去生理活性。特别是在有微量重金属离子如铜离子、铁离子等存在时，极易被氧化分解。而牛肝中含铜、铁离子丰富，所以极易使维生素 C 氧化为脱氢维生素 C 而失去原有的功能，所以牛肝不宜与富含维生素 C 的食品相搭配。

牛肝与鲇鱼

据《饮膳正要》中记载："牛肝不可与鲇鱼同食。"由于鲇鱼肉中有复杂的生物化学成分，多食引起人体不适；而牛肝中含有多种维生素、酶类和金属微量元素。牛肝与鲇鱼二者共食，可产生不良的生化反应，对人体健康不利。

牛肝与鳗

同食会使身体产生不良的生化反应，可以用黑豆、甘草治疗。

羊肉与豆酱

豆酱系豆类熟后发酵加盐水制成，含蛋白质、脂肪、糖类、维生素、氨基酸和钙、磷、铁等元素，性味咸寒，能解除热毒。而羊肉大热动火，二者功能相反，所以不宜同食。俗话说："猪不吃姜，羊不吃酱。"（"吃"即配食之意）这是有一定道理的。

羊肉与乳酪

乳酪是用原料乳经乳酸菌发酵或加酶使它凝固并除去乳清制成的食品。其营养价值高，且易消化。乳酪种类很多，其成分因种类不同而异。一般来说，其主要成分是蛋白质、脂肪、乳糖、丰富的维生素和少量的无机盐。乳酪味甘酸，性寒，羊肉大热，而且乳酪中含酶，遇到羊肉可能会产生不良反应，所以不宜同食。

羊肉与荞麦面

据《本草纲目》记载，荞麦气味甘平，性寒，能降压止血，清热敛汗，而羊肉大热，功能与此相反，故不宜同食。

羊肉与醋

醋中含蛋白质、糖类、维生素、醋酸及多种有机酸（如乳酸、琥珀酸、枸橼酸、葡萄酸、苹果酸等）。醋中的曲霉分泌蛋白酶，将原料中的蛋白质分解为各种氨基酸。其性酸温，可消肿活血，杀菌解毒；食物药性又与酒相近。所以醋可去鱼腥，宜与寒性食物如蟹等配合，而羊肉大热，所以不宜配醋。

羊肉与茶

羊肉性温，助元阳，补精血，疗肺虚，益劳损，是一种很好的滋补强壮食品。羊肉所含钙、铁高于猪肉、牛肉，吃羊肉对肺病，如肺结核、气管炎、哮喘和贫血等皆有益。

羊肉中含有丰富的蛋白质，可与茶叶中的鞣酸发生化学反应，生成鞣酸蛋白。这种物质对肠道有一定的收敛作用，可使大肠的蠕动减弱，大便里的水分减少，形成便秘。

羊肉与鱼烩

《饮膳正要》记载："羊肉不可与鱼烩、酪同食。"

鱼烩是生鱼剁切割而成。羊肉与生鱼烩不宜同食，主要有几个方面的原因。

第一，羊肉本身为大热之品，而鱼烩也是辛热之品，二者相配，易助热生火。

第二，羊肉含有丰富的蛋白质、脂肪、多种维生素及微量元素，而鱼烩系生鱼剁切割而成，其酶未失活性，二者同食会产生复杂的变化，容易产生不良反应，不利于健康。

第三，羊肉有较浓的膻味，鱼烩带有浓厚的腥味，二味混合产生一种令人厌恶的怪味。

第四，吃生鱼肉，人体容易感染寄生虫，影响身体健康。羊肉与竹笋同食会引起中毒，可以用地浆水治疗。羊肝与红豆同食会引起中毒，可以用鸡屎白解毒。

羊肝与辣椒

《金匮要略》中记载："羊肝共生椒食之，破人五脏。"孙思邈曰："羊肝合生出食，伤人五脏。最损小儿，合苦笋食，病青盲，妊妇食之，令子多厄。"

辣椒中富含维生素C（每100克含维生素C达198毫克），而羊肝内含的金属离子，可将其中的维生素C破坏殆尽，降低了其营养价值。羊肝与含维生素C的食物羊肝中含钙、铁、磷等元素丰富，这些元素能使维生素C氧化为脱氢维生素C，从而失去了维生素C原有的功能。

羊肚与小豆

小豆一般指赤小豆，含有丰富的蛋白质、糖类、维生素 B_1、维生素 B_2、维生素 P、钙、铁、磷等营养成分。另外，还含有皂素，这种物质对消化道黏膜有刺激作用，能引起局部充血。

赤豆性味甘、咸而冷，能利水消肿，利小便，解热毒，通乳汁；羊肚性温，味甘，具有健脾益胃、补虚祛损、涩汗止尿、促进食欲之功效。二者的性味与功效皆有所背，所以不宜同食。

羊肚与梅子

《饮膳正要》中记载："羊肚不可与小豆、梅子同食，伤人。"

梅子味酸性平，《大明本草》记载："多食损齿伤筋，蚀脾胃，令人发膈上痰热。"羊肚性味甘温，如配以香料调味如葱、辣椒、茴香之类则属热性。如混杂食用，可助热生火，对健康不利。

马肉与仓米

唐朝孟诜的《食疗本草》中记载："马肉不可与仓米同食，必卒得恶疾，十有九死。"《饮膳正要》中也记载："马肉不可与仓米同食。"

仓米指仓库久储的大米，中药学谓之"陈仓米"，尤指久储之粳米，一般已被黄曲霉菌污染，产生黄曲霉毒素，毒性较强，可引起急慢性中毒，损害肝脏，并可致癌。

陈粳米性凉，马肉性冷。故二者不可同食，"久食必致恶疾"。马肉与苍耳苍耳又名卷耳，《本草纲目》谓其茎叶气味苦辛微寒，有小毒，忌猪肉、马肉、米泔。故二者不宜同食。另外，苍耳含有鼠李糖苷，这种成分具有毒性作用，其茎叶均含有对神经、肌肉有毒的物质，中毒者会出现全身乏力、头晕、呕吐、恶心、腹痛、呼吸困难、烦躁、脉缓等症状，严重者出现黄疸、昏迷或广泛性出血，甚至危及生命。

马肉与姜

孟诜云："马肉与姜同食生气嗽。"即马肉与姜同食，会引起咳嗽。

姜的性味辛温，具有发汗解表、温中散寒、降逆止呕、祛痰、杀菌、解毒之功效；马肉性味辛冷，能清热解毒，通经活络，温经壮阳，养筋利尿。一辛温解表，一除热下气，二者性味相反，功用亦不协同，故二者不宜共食。驴肉与金针菇同食会引起心痛，严重会致命。

鹿肉与鲇鱼

陶弘景曰："鲇鱼不可合鹿肉食，令人筋甲缩。"

鲇鱼含有丰富的酶类和其他生物活性物质，而鹿肉中的某些酶类和激素，易与之发生不良的生化反应，不利于身体健康，甚至会影响到周围神经系统，以致筋甲缩。

鹿肉与鲍鱼

《饮膳正要》中记载："鹿肉不可与鲍鱼同食。"

鲍鱼性味甘平，无毒，具有开胃、下膀胱水之功效。苏颂说："能动痼疾，不可合野鸡、野猪肉食，令人生癞。"

从食物药性来看，与鹿肉并不相背。但从食品生化角度考虑，鹿肉不宜与鲍鱼同食。

鹿肉与野鸡

《本草纲目》记载："鹿肉不可同雉肉、菰蒲、鲍鱼、虾食，发恶疮。"

野鸡肉酸而微寒。《日用本草》记载："雉性平，微毒，秋冬益，春夏毒，有痢人不可食。"李时珍曰："春夏不可食者，为其食虫蚁，有毒也。"

鹿肉甘温补阳，与野鸡的食物药性相克。另外，二者同食后会产生某些生化反应，对健康不利。

鹿肉与蒲白

《金匮要略》记载："鹿肉不可合蒲白作羹，食之发恶疮。"

蒲，又名香蒲，生长于沼泽之中，春天的时候发芽生长，其茎白嫩，并可以食用，可以作羹，亦可蒸食，味道十分鲜美。

蒲白性寒，味甘，具有去燥热、利小便、止消渴之功效，可治口中糜烂，乃凉性之物；鹿肉甘温。从食物药性来看，二者的性味、功效有所不合，一般不宜同食。

兔肉与鸡肉

陶弘景曰："兔肉不可合白鸡肉及肝、心食，令人面黄。"《饮膳正要》记载："鸡肉不可与兔肉同食，令人泄泻。"

鸡肉性味甘温或酸温，属于温热之性，温中补虚为其主要功能；兔肉甘寒酸冷，凉血解热，属于凉性。二者同食，一冷一热，冷热杂进，很容易导致泄泻。

此外，兔肉与鸡肉各含不同的激素与酶类，进入人体后的生化反应复杂，可产生不良作用的化合物，刺激胃肠道，导致腹泻。

鹅肉与鸭梨

同食伤肾。

鹅肉与鸡蛋

同食伤元气。

鹅肉与柿子

同食严重时会导致死亡，可以用绿豆水煎服治疗。

鸡肉与鲤鱼

鸡肉甘温，鲤鱼甘平。鸡肉补中助阳，鲤鱼下气利水，性味不反但功能相乘。鱼类皆含丰富的蛋白质、微量元素、酶类及各种生物活性物质；鸡肉成分亦极复杂。古籍中常可见到鸡鱼不可同食的说法，主要不可同煮、同煎炒。现今生活中的饮食习惯亦罕见鸡鱼同烹的现象。

鸡肉与芥末

芥末，乃热性之物，鸡乃温补之品，两者共食，恐助火热，无益于健康。鸡肉与大蒜大蒜，其性辛温有毒，主下气消谷，除风，杀毒。古人云："大蒜属火，性热喜散。"而鸡肉甘酸温补，二者功用相佐，且蒜气熏臭，从调味角度讲，也与鸡肉不合。《金匮要略》中就有"鸡不可合葫蒜食之，滞气"的记载。

鸡肉与菊花

同食会中毒。

鸡肉与糯米

同食会引起身体不适。

鸡肉与芝麻

鸡肉与芝麻同食，严重的会导致死亡，用甘草水煎服治疗。

鸡肉与狗肾

同食会引起痢疾，可以用鸡屎白解毒。

鸡蛋与红薯

同食会腹痛。

鸡蛋与豆浆

人们经常食用的鸡蛋和豆浆，都是富含蛋白质的营养食品。从科学饮食角度而言，两者同时食用，会降低其营养价值。因为豆浆中含有胰蛋白酶抑制物，它能抑制人体蛋白酶的活性，影响蛋白质在人体内的消化和吸收。鸡蛋的蛋清里含有黏性蛋白，它可以同豆浆中的胰蛋白酶结合，使蛋白质的分解受到阻碍，降低人体对蛋白质的吸收率。所以，豆浆与鸡蛋或其他蛋类食物，要间隔一段时间再食用，不宜同食。

鸡肉与李子

陶弘景曰："鸡肉不可合葫、蒜、芥、李食。"

李子为热性之物，具有生津利水、清肝涤热、活血化瘀、益肝坚肾之功效；鸡肉乃温补之品。若将二者同食，恐助火热，无益于健康。

鸡蛋与鲤鱼

鸡蛋不宜与鲤鱼共食，怀孕妇女对此更应特别注意。早在《本草纲目》中就有记载："妊妇以鸡子鲤鱼同食，令儿生疮。"

鸡蛋与鲤鱼配食，生活中不太多见，因为鱼类有腥味，与鸡蛋同烧易生异味。

鸡蛋与葱、蒜

《本草纲目》中记载："鸡子和葱蒜食之，气短。"

葱、蒜都是辛温之品。《本草纲目》记载："寇宗爽曰，葱主发散，多吃昏人神。"朱震亨亦云："大蒜属火，性热喜散。"

此外，葱、蒜有特殊气味，皆因含有挥发性物质，有刺激性，能使局部血管扩张，故其性热。

鸡蛋甘平性凉，有滋阴镇静作用。葱、蒜与鸡蛋在性味与功能上皆不相合，故不宜同食。

鸡蛋与白糖

鸡蛋与白糖同煮，会使蛋白质中的氨基酸形成果糖基赖氨酸的结合物。这种物质不但不易被人体消化吸收，而且还会对人体产生不良影响，不利于健康。

所以鸡蛋不宜与白糖同煮，但可在鸡蛋煮熟后，再加点白糖予以调味。

鸡蛋与味精

鸡蛋本身含有许多与味精成分相同的谷氨酸。炒鸡蛋的时候放入味精，不但浪费了味精，而且还会破坏和掩盖鸡蛋的原有鲜味。

鸡蛋与橘子

鸡蛋含有丰富的蛋白质，若和含有丰富果酸的橘子等水果同时食用，果酸会使蛋白质凝固，影响蛋白质的消化和吸收，甚至产生不良反应。

兔肉与橘子

橘子是一种营养丰富的水果，果肉和果汁中含葡萄糖、果糖、蔗糖、苹果酸、枸橼酸、胡萝卜素、维生素 B_1、维生素 B_2、维生素 C、烟酸等，其性味甘酸而温，多食生热。兔肉酸冷，食兔肉后，不宜马上食橘子。同时，多吃兔肉也会引起胃肠功能紊乱，导致腹泻。

兔肉与芥末

中医认为，芥末性温，能温中利窍，通肺豁痰，利膈开胃。芥末含芥子油及芥子甙、芥子酶、芥子碱、芥子酸等，其味辛辣能刺激皮肤、黏膜，扩张毛细血管，大量食用可使血容量和心率下降。兔肉酸冷性寒，与芥末性味相反不宜同食，芥子粉碎后用作调味品，烹制兔肉时不可使用。

兔肉与鸡蛋

兔肉性味甘寒酸冷，鸡蛋甘平微寒。二者各有一些生物活性物质，若同炒共食，则易产生刺激胃肠道的物质而引起腹泻，所以不宜同食。

兔肉与姜

兔肉酸寒，性冷。干姜、生姜辛辣性热。二者味性相反，寒热同食，易致腹泻。所以，烹调兔肉时不宜加姜。

兔肉与小白菜

同食容易引起腹泻和呕吐。

兔肉与芹菜

同食会脱发。

狗肉与鲤鱼

鲤鱼气味甘平，利水下气。除含蛋白质、脂肪、钙、磷、铁外，还有十几种游离氨基酸及组织蛋白酶。与狗肉同食，不仅二者营养功能不同，而且因为二者生化反应极为复杂，可能产生不利于人体健康的物质，所以不宜共食，更不宜同烹。

狗肉与茶狗肉中富含蛋白质，而茶叶中含鞣酸较多，如食狗肉后立即饮茶，会使茶叶中的鞣酸与狗肉中的蛋白质结合为鞣酸蛋白。这种物质有收敛作用，能减弱肠蠕动，产生便秘，代谢产生的有毒物质和致癌物积滞肠内被动吸收，不利于健康，所以，吃狗肉后忌喝茶。

狗肉与葱

狗肉为人们喜爱的肉食之一，其中狗肉煲甚是闻名。而且，多数人都喜欢在烹调狗肉的时候配以葱作调料，其实，这很不恰当。

狗肉性热，具有温补脾胃、补肾助阳、轻身益气、祛寒壮阳之功效；葱性辛温发散，利窍通阳。如将二者配在一起食用，益增火热，有鼻出血症状的人更应特别注意。

狗肉与大蒜

大蒜辛温有小毒，温中、下气、杀菌、消谷。新鲜大蒜中，有大蒜氨酸，是一种含硫氨基酸，经大蒜酶分解大蒜辣素，有杀菌作用，并能刺激肠胃黏膜，引起胃液分泌增加，胃肠蠕动增强。

狗肉性热，大蒜辛温有刺激性，狗肉温补，大蒜熏烈，同食助火，容易损人，尤其是对于火热阳盛体质的人更应忌食。李时珍在《本草纲目》中有"狗肉同蒜食，损人"的记载，香港的《中国民历》附《食物相克中毒图解》中，也明确指出狗肉与大蒜相克。

狗肉与姜

同食会腹痛。

狗肉与绿豆

同食会胀破肚皮，吃空心菜三两棵可以治愈。狗肉与狗肾同食会引起痢疾，可以用鸡屎白治疗。

鸭肉与鳖

《饮膳正要》中记载："鸭肉不可与鳖肉同食。"医圣孙思邈曾说："鳖肉不可合猪、兔、鸭肉食，损人。"李时珍在《本草纲目》中解释说，鳖肉甘平无毒，鳖甲咸平。"鳖性冷，发水病"，而鸭肉也属凉性，所以鸭肉不宜与鳖肉同食。久食令人阳盛阴虚，水肿泄泻。

鸭蛋与桑葚

同食会引起胃痛。

蛇肉与萝卜

同食会中毒。

与水产品相克的食物

鲤鱼与咸菜

鱼类的肉属于高蛋白食品，咸菜在腌制过程中，其含氮物质部分转变为亚硝酸盐，当咸菜与鱼一起烧煮时，鱼肉蛋白质中的胺与亚硝酸盐化合为亚硝胺，这是一种致癌物质，可引发消化道癌，所以鱼与咸菜不宜配食。

鲤鱼与赤小豆

赤小豆甘酸咸冷，消水肿利小便，解热毒，散恶血；而鲤鱼亦能利水消肿。二者同煮，利水作用更强。

食疗中虽然有鲤鱼赤小豆汤能治肾炎水肿，系针对病人而言，正常人不可服用。

鲤鱼与小豆叶

《金匮要略》中记载："鲤鱼不可合小豆藿食之。"藿即叶子，小豆叶嫩时可食。李时珍曾说："小豆利小便，而藿止小便，与麻黄发汗而根止汗，意同，物理之异如此。"鲤鱼能利水消肿，而豆藿与鲤鱼功能相反，所以不宜配食。

鲤鱼与甘草

同食会中毒。

鲫鱼与冬瓜

同食会使身体脱水。

鲤鱼与南瓜

同食容易中毒，可以用黑豆、甘草解毒。鲫鱼与猪肝同食具有刺激作用，疮痈热病者忌食。

鲫鱼与蜂蜜

同食会中毒，可以用黑豆、甘草解毒。

鳝鱼与狗肉

《本草纲目》中记载："鳝鱼不可合犬肉犬血食之。"狗肉、狗血，都有温热动火、助阳之性，黄鳝甘而大温，同时，古人还认为"黄鳝性热能补，时行病后食之，多复"。即指能使旧病复发。同时，古人还认为二者同食，温热助火作用更强，不利于常人。且黄鳝有腥味，更不能与狗肉同煮。

鳗鱼与醋

同食会引起中毒，可以用黑豆、甘草治疗。

鲫鱼与野鸡

《本草纲目》中记载："鲫鱼同猪肝、鸡肉、雉肉、鹿肉、猴肉食生痈疽。"

一般而言，鱼类与禽类大多不宜共食，主要因其生化反应复杂，机理见前述"鸡肉与鲤鱼"条。

鲇鱼与野鸡

《饮膳正要》中记载："野鸡不可与鲇鱼同食，食之令人生癞疾。"

鲇鱼味甘温，性热，野鸡甘酸微寒。鲇鱼下气利水，野鸡则补中益气健脾，二者性味功能皆不相合。

另外，野鸡肉与鱼肉中皆含酶类、激素、各种氨基酸、微量元素等，同烹或同食，其生化反应极为复杂，对人体健康不利。故二者不可同烹、同食。

黄鱼与荞麦面

《饮膳正要》记载："黄鱼不可与荞麦面同食。"《食疗本草》也记载："荞麦难消，动热风，不宜多食。""黄鱼不可与荞麦同食，令人失音也。"孙思邈曰："荞麦面酸，微寒，食之难消，久食动风，不可合黄鱼食。"

不难看出，荞麦面气味甘平而寒，黄鱼多脂，二者都是不易消化之物，所以不宜同食。

鲳鱼与含鞣酸多的水果

鲳鱼也叫平鱼，含有丰富的蛋白质和钙元素，与含鞣酸较多的水果同时食用，会生成新的不容易消化的鞣酸蛋白等物质，降低了蛋白质的营养价值，甚至可引起恶心、腹痛、呕吐等症状。

鳝鱼与菠菜

鳝鱼味甘大温，具有补气养血、健脾益肾、益气固膜、除淤祛湿之功效；而菠菜性甘冷而滑，下气润燥。《本草纲目》记载：菠菜"通肠胃热"。

显而易见，二者性味功能皆不相协调。且鳝鱼油腻多脂，菠菜冷滑，同食容易引致腹泻。

鳝鱼与含鞣酸多的水果

鳝鱼含有丰富的蛋白质和钙等营养成分，而葡萄、柿子、山楂、石榴、青果等水果中含有较多的鞣酸。蛋白质和鞣酸结合可以生成鞣酸蛋白，使蛋白质失去了原有的营养价值。

此外，鞣酸还可以与鳝鱼中的钙结合成一种新的不容易消化的物质，使鳝鱼原有的营养价值降低。所以不宜同食。

鳗鱼与银杏

《日用本草》中记载："银杏同鳗鲡鱼食，患软风。"

银杏即白果，性温有小毒，具有敛肺定喘、燥湿止带、益肾固精、镇咳解毒之功效。鳗鱼性平，味甘。《本草纲目》引述："鳗鱼肉性味甘平有毒。"二者均有较复杂的生物活性物质，同食可发生不利于人体的生化反应。此外，银杏本身含有毒性物质，多食令人"气壅胪胀昏顿"。小儿更应禁忌同食。

鳖肉与猪肉、兔肉、鸭肉

《本草纲目》记载："鳖肉不可合猪、兔、鸭肉食，损人。"

猪肉、兔肉、鸭肉等肉类都属寒性，而进亦属寒性，若将二者配食，会助长寒性，不利于健康。

鳖肉与橘子

鳖肉含有丰富的蛋白质，而橘子含果酸较多。若将橘子等含果酸丰富的水果与含蛋白质较多的鳖肉同时食用，水果中的果酸可使蛋白质凝固，影响蛋白质的消化吸收。

螃蟹与柿子

《本草纲目》记载："蟹不可同柿及荆芥食，发霍乱动风，木香汁可解。"《饮膳正要》也记载："柿不可与蟹同食。"

柿子和蟹皆为寒性食物，二者同食，寒凉之性加倍，会伤害脾胃，体质虚寒者尤应忌之。

此外，柿子中含鞣酸，蟹肉富含蛋白质，二者相遇，凝固为鞣酸蛋白，不易吸收，且妨碍消化功能，使食物滞留于肠内发酵，出现呕吐、腹痛、腹泻等症状。

螃蟹与猕猴桃

蟹含有五价砷的化合物，本来对人体无害，但若和含有丰富维生素 C 的猕猴桃一起食用，则五价砷与维生素 C 相遇，使五价砷转化为三价砷，即为含剧毒的砒霜。若长期一起食用，随着毒物的积累，可致痉挛、反胃等中毒症状。

黄鱼与荞麦面

《食疗本草》记载："荞麦难消，动热风，不宜多食。"指的是荞麦面气味甘平而寒。医圣孙思邈也曾说过"荞麦面酸，微寒，食之难消，久食动风，不可合黄鱼食"的话。由此可见，荞麦性寒，黄鱼多脂，都是不易消化的食物，所以不宜同食。

螃蟹与茄子

茄子甘寒，《本草纲目》记载："茄性寒利，多食必腹痛下利。"而蟹肉也具冷利寒凉之性，故茄与蟹同食，易伤肠胃。

螃蟹与梨

在《饮膳正要》中有"柿梨不可与蟹同食"的说法。梨味甘微酸，性寒，《名医别录》记载："梨性冷利，多食损人，故俗谓之快果。"同时，在民间有食梨喝开水，可致腹泻之说。由于梨性寒凉，蟹亦冷利，二者同食，伤人肠胃。

螃蟹与花生仁

从食物药性上看，花生仁性味甘平，且脂肪含量高达45%，油腻之物遇冷利之物极易导致腹泻，所以蟹与花生仁不宜同时进食，对于肠胃虚弱的人来说，更应加倍注意。

螃蟹与泥鳅

《本草纲目》中记载："泥鳅甘平无毒，能暖中益气，治消渴饮水，阳事不起。"由此可见，泥鳅药性温补，而螃蟹性冷利，功能正好相反，所以二者不宜同吃。另外，从生化反应方面来讲，也不利于人体健康。

螃蟹与冷食

冷食指夏季冷饮如冰水、冰棍、冰激凌等，寒凉之物，易使肠胃温度降低，与蟹同食必致腹泻。所以食蟹后不宜饮冰水，或食冰棍等冷食。

螃蟹与香瓜

香瓜即甜瓜，性味甘寒而滑利，能除热通便。与蟹同食，有损肠胃，易致腹泻。

螃蟹与石榴

螃蟹如与含鞣酸较多的石榴同时食用，不仅会降低蛋白质的营养价值，还会使螃蟹中的钙质与鞣酸结合成一种新的不易消化的物质，刺激胃肠，出现腹痛、恶心、呕吐等症状。所以石榴不宜与螃蟹等海味食品同时食用。

螃蟹与红薯

同食容易在体内凝成结块。

螃蟹与南瓜

同食会引起中毒，可以用地浆水治疗。螃蟹与芹菜同食会影响蛋白质的吸收。

螃蟹与大枣

同食容易患寒热病。

虾与富含维生素 C 的食物

维生素 C 是烯醇式结构的物质。虾肉所含的砷是五价砷，遇到维生素 C，就会还原为三价砷，五价砷无毒，三价砷即砒霜，有剧毒。所以河虾不宜与番茄等富含维生素 C 的蔬菜配炒。

虾皮与红枣

同食会中毒。

虾皮与黄豆

同食会消化不良。

海味食物与含鞣酸的食物

海味中的鱼、虾、藻类含有丰富的蛋白质和钙等营养物质，如果与含鞣酸的果品同食，不仅会降低蛋白质的营养价值，而且会使海味中的钙与鞣酸结合成一种不易消化的鞣酸钙，它能刺激肠胃并引起不适感，出现腹痛、呕吐、恶心或腹泻等症状。含鞣酸较多的水果有柿子、葡萄、石榴、山楂、青果等。因此，这些水果不宜与海味食物同时食用，以间隔 4 小时后再食为好。

蚬与芹菜

同食会引起腹泻。

海鱼与南瓜

同食会中毒。

海带与猪血

同食会便秘。

蛤与芹菜

同食会引起腹泻。

鳖肉与猪肉

《本草纲目》曾引述医圣孙思邈的话说："鳖肉不可合猪、兔、鸭肉食，损人。"因为猪、兔、鸭肉都属寒性，而进也属寒性，故不宜配食。

鳖肉与苋菜

《本草纲目》记载："苋菜味甘，性冷利，令人冷中损腹。"而鳖肉亦性冷，二者同食难以消化，可能会形成肠胃积滞。又：鳖瘕，近乎现代医学中所说的肝脾肿大和中医所说的"痞块"。可能由苋菜与鳖肉中的生化成分所产生的不良作用引起。

鳖肉与芥子

孙思邈说："鳖肉不可合芥子食，生恶疮。"芥子气味辛热，能温中利气，白芥子辛烈更甚。与鳖肉同食，冷热相反，于人不利。故食鳖肉不宜加芥末作为调味品。

鳖肉与鸭蛋

《金匮要略》中记载："鸭卵不可合鳖肉食之。"鸭蛋甘咸微寒，而鳖肉也是寒性食物，所以从食物药性角度来说，二物皆属凉性，不宜同食，特别是对体质虚寒的人来说，更应忌同食。

鳖肉与鸡蛋

鳖肉性咸平，孕妇及产后便秘者忌食。

田螺与蛤

同食会引起中毒，可以用胡荽治疗。

田螺与香瓜

田螺大寒，香瓜冷利，并有轻度导泻作用，二者皆属凉性，同食有损肠胃。所以食田螺后不宜马上吃香瓜，更不宜同食。

田螺与木耳

木耳性味甘平，除含有蛋白质、脂肪、维生素、矿物元素（钙、铁、磷）之外，还含有磷脂、甾醇、植物胶质等营养成分。这些类脂质及胶质，与田螺中的一些生物活性物质起不良反应。从食物药性来说，寒性的田螺，遇上滑利的木耳，不利于消化，所以二者不宜同食。

田螺与牛肉

同食不易消化，会引起腹胀。

田螺与蚕豆

同食会肠绞痛。

田螺与冰制品

冰制品能降低人的肠胃温度，削弱消化功能，田螺性寒，食用田螺后如饮冰水，或食用冰制品都可能导致消化不良或腹泻，所以二者不可同食。田螺与玉米同食容易中毒，用地浆水可以解毒。

鱼肉与西红柿

食物中的维生素 C 会对鱼肉中营养成分的吸收产生抑制作用。

海参与含鞣酸多的水果

海参含有丰富的蛋白质和钙等营养成分，而葡萄、柿子、山楂、石榴、青果等水果中含有较多的鞣酸。若将二者同食，可导致蛋白质凝固，消化吸收困难，并可出现腹痛、恶心、呕吐等症状。

生鱼与牛奶

同食会引起中毒，可用绿豆治疗。

甲鱼、黄鳝与蟹

同食会影响孕妇腹中胎儿的健康。

墨鱼与茄子

同食容易引起霍乱。

鲇鱼与牛肉

同食会引起中毒，可以用人乳治疗。

与瓜果相克的食物

含鞣酸多的水果与鱼、虾

人们吃鱼、虾的时候，或者吃完鱼、虾后，食用诸如柿子、葡萄、山楂、石榴、青果等含鞣酸较多的水果，会有害于健康。

因为鱼、虾含有丰富的蛋白质和钙等营养物质，如果与含鞣酸较多的水果同食，不仅会降低蛋白质的营养价值，而且容易使钙质和鞣酸结合成一种新的不消化的物质，刺激胃肠，引起不适，出现腹痛、呕吐、恶心等症状。

不要在吃鱼、虾的同时，吃一些含鞣酸过多的水果。吃完了鱼、虾，要隔几小时再食用这些水果。

水果与萝卜

同食容易患甲状腺肿。

柿子与章鱼

章鱼气味甘、咸，性寒，无毒，其药性冷而不进，可养血益气。柿子甘涩，性寒，因都属寒冷药性，所以二物不宜同食，否则有损肠胃，致腹泻。同时，章鱼亦为高蛋白食物，蛋白质与柿中鞣酸相遇，易凝结成鞣酸蛋白，聚于肠胃中，可引起呕吐、腹痛、腹泻等。由此可见，凡是进食含丰富蛋白质食物后，都不宜马上吃柿子。

柿子与红薯

柿子味甘性寒，能清热生津、润肺，内含蛋白质、糖类、脂肪、果胶、鞣酸、维生素及无机盐等营养物质。红薯味甘性平，补虚气，益气力，强肾阴，内含大量糖类等营养物质。这两种食物分别食用对身体有益无害，若同时吃，却对身体不利。因为吃了红薯，人的胃里会产生大量胃酸，而柿子在胃酸的作用下产生沉淀。沉淀物积结在一起，会形成不溶于水的结块，既难于消化，又不易排出，容易得胃石症。所以红薯与柿子不宜同时食用。

柿子与海带

海带和含鞣酸多的柿子一起食用，海带中的钙离子可与柿子等水果中的鞣酸结合，生成不溶性的结合物，影响某些营养成分的消化吸收，导致胃肠道不适，所以海带不宜与柿子等水果一起食用。

柿子与酒

酒味甘辛微苦，性大热有毒。而柿子性寒，二者不宜同食。人们在饮酒时，大多用肉类等菜肴下酒，蛋白质食物更与柿子相克，发生生化反应后形成凝块，既难以消化又不易排出，久之就会成病。另外，酒类入胃刺激肠道分泌增加，柿中鞣酸与胃酸相遇，又形成稠黏状物质，易与纤维素绞结成团，形成柿石，造成肠道梗阻，故两者不宜同食。

柿子与紫菜

紫菜也是富含钙离子的食物，与含鞣酸过多的柿子同食会生成不溶性结合物，道理同海带与柿子的关系，所以也不能同食。

柿子与酸性菜

吃过柿子后，不可多饮酸性菜汤或饮过多的水，否则就有可能发生胃石症。

柿子与土豆

吃了土豆，人的胃里会产生大量胃酸，如果再吃柿子，柿子在胃酸的作用下会产生沉淀。既难以消化，又不易排出。

梨与开水

梨性甘寒冷利，吃梨喝开水，必致腹泻，这是因为一冷一热刺激肠道的缘故。《本草纲目》中记载："梨甘寒，多食成冷痢。""多食令人寒中萎困。"所以一忌多食，二忌与油腻之物同食，三忌冷热杂进。

柑橘与蛤蟆

类品种很多，常见的有沙蛤、文蛤等。蛤类营养丰富，味道鲜美，含蛋白质、脂肪、糖类、矿物质（钙、镁、磷）、微量元素（铁、铜、碘）、维生素（维生素 A、维生素 B_1、维生素 B_2、烟酸）等，还含有一些酶类（如维生素 B_1 分解酶等）。蛤类属海产品，大多咸寒，其性与蟹类相似，柑橘为聚痰之物，所以皆不宜同食多食。

苹果与胡萝卜

胡萝卜含有一种叫维生素 C 酵酶的物质，这种物质可以破坏苹果中所含的维生素 C，会大大降低苹果原有的营养价值。苹果与萝卜苹果含有丰富的植物色素，若与萝卜一起食用经胃、肠道的分解，可产生抑制甲状腺功能的物质，诱发甲状腺肿。

西瓜与油果子

这两种食物如果同食，容易发生呕吐。

香瓜与毛蟹

同食会引起中毒，可以用柑橘皮解毒。

山楂与猪肝

山楂富含维生素 C，猪肝中含铜、铁、锌等金属微量元素，维生素 C 遇金属离子，则加速氧化而被破坏，降低了其营养价值。故食猪肝后，不宜食山楂。

山楂与含维生素 C 分解酶的果蔬

山楂富含维生素 C，而黄瓜、南瓜中皆含维生素 C 分解酶，若与山楂同食，维生素 C 被分解破坏。所以不能同食。

山楂与海味

一般海味（包括鱼、虾、藻类）除含钙、铁、碳、碘等矿物质外，都含有丰富蛋白质，而山楂、石榴等水果，都含有鞣酸，若混合食用会合成鞣酸蛋白，这种物质有收敛作用，会形成便秘，增加肠内毒物的吸收，引起腹痛、恶心、呕吐等，所以不宜同食。

山楂与胡萝卜

胡萝卜富含维生素 C 分解酶，若含有丰富维生素 C 的山楂与含维生素 C 分解酶的食物同用，维生素 C 则易被分解破坏。

李子与青鱼青鱼肉含蛋白质、脂肪、糖类、维生素（维生素 B_1、维生素 B_2、烟酸等）、矿物质（钙、磷、铁等）。其性味甘平，功能益气化湿，养胃醒脾。但李子多酸温多汁，助湿生热，所以，食青鱼后，不宜多食李子。脾胃虚弱、消化不良、血热患者，更应忌食。

李子与鸭蛋

同食会引起中毒，可以用地浆水治疗。

李子与雀肉

同食会引起中毒，可以用鸡屎白治疗。

核桃与酒

《开宝本草》记载："饮酒食核桃令人咯血。"因为核桃性热，多食生痰动火，白酒甘辛大热，二者同食，易致血热。特别是有咯血宿疾的人，更应禁忌。如支气管扩张、肺结核患者，饮白酒即可引起咯血，若与核桃共食，更易致病。

李子与蜂蜜

《食疗本草》记载："李合蜜食，损五脏。"《饮膳正要》也有记载："李子、菱角不可与蜜同食。"

蜂蜜含多种酶类，李子的生化成分亦很复杂，二者同食后会产生各种生化反应，某些反应的结果对身体健康有害。

杨梅与黄瓜

杨梅中含有丰富的维生素 C，而黄瓜中含有维生素 C 分解酶。若将二者同时食用，杨梅中的维生素 C 会遭到破坏，失去原有的营养价值。

杨梅与萝卜

杨梅含有丰富的植物色素，若将其与萝卜一起食用，经胃肠道的消化分解，可产生抑制甲状腺功能的物质，诱发甲状腺肿。

杨梅与大葱

杨梅畏大葱，二者同时食用会产生复杂的生化反应，对人体具有不良的作用。

杨梅与牛奶

杨梅含有丰富的果酸，牛奶中含有大量的蛋白质。若二者同时食用，杨梅中的果酸会使牛奶中的蛋白质凝固，影响蛋白质消化吸收。

荔枝与黄瓜

荔枝含有丰富的维生素 C，黄瓜中含有维生素 C 分解酶。若二者同时食用，荔枝中的维生素 C 会遭到破坏，失去原有的营养价值。

荔枝与胡萝卜

胡萝卜中含有一种维生素 C 醇酶的物质，该物质可以破坏荔枝中的维生素 C，降低其原有的营养价值。

荔枝与动物肝脏

动物的肝脏富含铜、铁等离子，这些离子可使荔枝中的维生素 C 氧化，使二者的营养价值均降低。

菠萝与鸡蛋

鸡蛋中含有大量的蛋白质，菠萝中含有丰富的果酸。若二者同时食用，果酸可使蛋白质凝固，影响蛋白质的消化吸收，不利于健康。

菠萝与萝卜

菠萝中含有丰富的维生素 C，萝卜中含有维生素 C 酵酶，可破坏食物中的维生素 C。若两者一同食用，不但破坏菠萝中的维生素 C，降低其营养价值，还会促使菠萝所含的类黄酮物质转化为二羟苯甲酸和阿魏酸，这两种物质具有很强的抑制甲状腺功能的作用，可以诱发甲状腺肿。

菠萝与牛奶

菠萝中含丰富的果酸，牛奶中含有大量的蛋白质。若二者同时食用，菠萝中的果酸会使牛奶中的蛋白质凝固，影响蛋白质消化吸收。

柑橘与龙须菜

柑橘含有较多的果酸，龙须菜含有丰富的蛋白质。若二者同时食用，柑橘中的果酸会使龙须菜中的蛋白质凝固，影响消化吸收。

柠檬与海味食物

海味食物如虾、蟹、海参、海蜇等，均含有丰富的蛋白质和钙等营养物质，而柠檬含果酸较多。若二者同时食用，果酸会使蛋白质凝固，也可与钙结合生成不易消化的物质，降低食物的营养价值，导致胃肠不适。

葡萄与海味食物

海味食物如鱼、虾、蟹、海参、海蜇、海藻等，均含有丰富的蛋白质和钙等营养物质，若与含果酸较多的葡萄同时食用，不仅会降低蛋白质的营养价值，且容易使海味食物中的钙和果酸结合成新的不易消化的物质，刺激胃肠道，出现腹痛、恶心、呕吐等症状。

枇杷与胡萝卜

枇杷富含维生素 C，胡萝卜中含有一种维生素 C 酵酶的物质，这种物质可以破坏枇杷中的维生素 C，降低其原有的营养价值。

枇杷与黄瓜

枇杷中含有丰富的维生素 C，黄瓜中含有维生素 C 分解酶。若二者同时食用，枇杷中的维生素 C 会遭到破坏，失去了应有的营养价值。枇杷与海味食物枇杷富含果酸，若与含钙和蛋白质丰富的海味食物同时食用，果酸可以和海味食物中的钙结合生成沉淀，使蛋白质凝固，影响其消化吸收。

山楂与黄瓜、南瓜

山楂富含维生素 C，而黄瓜、南瓜中皆含维生素 C 分解酶。若二者同食可使山楂中的维生素 C 分解破坏，从而失去原有的营养价值。

猕猴桃与胡萝卜

猕猴桃含有丰富的维生素 C，胡萝卜含有一种可以破坏维生素 C 的维生素 C 酵酶物质。若二者同时食用，会降低各自原有的营养价值。

猕猴桃与黄瓜

黄瓜中含有维生素 C 分解酶，这种酶可以破坏食物中的维生素 C。为避免猕猴桃中的维生素 C 遭到破坏，尽量不要同时食用这两种食物。

樱桃与黄瓜

黄瓜中含有维生素 C 分解酶，可以破坏食物中的维生素 C，而樱桃中富含维生素 C。若二者同时食用，则樱桃中的维生素 C 会遭到破坏，失去应有的营养价值。

樱桃与胡萝卜

樱桃含有丰富的维生素 C，胡萝卜含有维生素 C 酵酶，这种酶可以破坏维生素 C。若两者同时食用，会降低各自原有的营养价值。

樱桃与动物肝脏

樱桃富含维生素 C，动物肝脏含有丰富的铜、铁等离子。这些金属离子可使活性维生素 C 氧化为脱氢维生素 C，从而失去维生素 C 原有的价值。因此，两者不宜同时食用。

大枣与胡萝卜

大枣含有丰富的维生素 C，胡萝卜含有维生素 C 酵酶，这种物质可以破坏维生素 C。若二者同时食用，会降低各自原有的营养价值。

大枣与黄瓜

大枣富含维生素 C，黄瓜中含有维生素 C 分解酶，可以破坏食物中的维生素 C。因此，二者不宜同时食用。

大枣与动物肝脏

大枣富含维生素 C，动物肝脏含有丰富的铜、铁等离子，可使食物中活性维生素 C 氧化为脱氢维生素 C，从而失去维生素 C 原有的价值。所以，大枣不宜与动物肝脏同时食用。

生菱与蜂蜜

生菱属于凉性，多食令人腹胀；蜂蜜性凉滑润。二者同食，易致消化不良、腹胀、腹泻，故生菱与蜂蜜不宜同食。

香蕉与红薯

同食会引起身体不适。

香蕉与芋头

同食会使胃不适，感觉胀痛。

乌梅与猪肉

同食会引起中毒，可以用地浆水治疗。

杏仁与猪肉

同食会引起肚子痛。

杏仁与栗子

同食会引起胃痛。

杏仁、菱与猪肺

同食不利于蛋白质的吸收。

大枣、鱼与葱

同食会引起消化不良。

柠檬、山楂与牛奶

同食影响胃、肠的消化。

石榴与土豆

同食会引起中毒，可以用韭菜水解毒。栗子与鸭肉同食会引起中毒。

桃子与烧酒

同食会使人昏倒，多吃会导致死亡，应及时吃牛黄丸 3 粒。干梅与鳗同食会引起中毒，可以用地浆水治疗。

与调味品相克的食物

醋与海参

醋性酸温，海参味甘、咸，性温。二者药性并无反克。海参就其成分与结构而言，属于胶原蛋白，并由胶原纤维形成复杂的空间结构，当外界环境产生变化时（如遇酸或碱）就会影响蛋白质的两性分子，从而破坏其空间结构，蛋白质的性质随之改变。如果烹制海参时加醋，会使菜汤中的 pH 值下降，在接近胶原蛋白的等电点（pH 值为 4.6）时，蛋白质的空间构型即发生变化，蛋白质分子便会出现不同程度的凝集、紧缩。这时的海参，吃起来口感、味道均差。

所以，《中国食品》上说："烹制海参不宜加醋。"

醋与丹参

同食会引起中毒，可以用地浆水解毒。

醋与猪骨汤

　　猪骨是一种很好的滋补品，其中的蛋白质、脂类、矿物质含量很高，味道鲜美，对推迟衰老、延年益寿有特殊的功用。医学专家研究发现，导致人体骨髓老化的主要原因，是骨内缺乏骨胶原等物质。为了延缓骨髓的老化，可以从食物中摄取骨胶原等物质，使骨髓产生血细胞的能力增强，从而达到延缓衰老的目的。摄取骨胶原等物质的最简单的方法，就是利用骨头中的骨胶原等物质。骨头中的骨胶原等物质是人体最容易吸收的。

　　有人在炖骨头汤时加醋，会使猪骨中的无机物逸出，这样会影响人体对营养的吸收。这是因为炖骨头不加醋时，逸出的矿物质和微量元素均以有机化合物的形式存在。当加醋后，虽使无机物的逸出略有增加，但酸性的增加，使逸出的矿物质和微量元素多以无机离子的形式存在，直接影响人体的吸收。

醋与青菜

　　烹调青菜时，如果加入酸性佐料，可使其营养价值大减。因为青菜中的叶绿素在酸性条件下加热极不稳定。其分子中的镁离子可被酸中酸根离子取代而生成一种暗淡无光的橄榄脱镁叶绿素，营养价值大大降低。因此，烹调绿色蔬菜时宜在中性条件下，大火快炒，这样既可保持蔬菜的亮绿色，又能减少其营养成分的损失。

醋与茯苓

　　同食会中毒，可以用地浆水解毒。

醋与南瓜

　　同食会生病。

盐与绿豆

有人在熬绿豆汤的时候喜欢加盐，一为烂得快，二为好吃。

事实上，煮绿豆汤时加盐，不仅使绿豆中的水溶性维生素，如维生素 B_1、维生素 B_2 等受破坏，而且也能降低绿豆汤的清热解毒功能。

盐与红豆

红豆不仅是一种粮食，还有一定的药物作用，能促进心脏功能，并有利尿消肿的功能。但是红豆制品只能做甜食，如果加上盐，其药物作用就会减半。

先放盐与菜

炒菜时如放盐过早或先放盐后放菜，由于菜外渗透压增高，菜内的水分会很快渗出。这样菜不但熟得慢，而且出汤多，炒出的菜无鲜嫩味。所以，炒菜不宜先放盐。

但用花生油炒菜不宜后放盐，因为花生容易被黄曲霉菌污染，如果条件适宜，霉菌会产生一种毒素，叫黄曲霉素 B1。花生油虽然经过处理，但仍残留微量的毒素。炒菜时，等油热后先放点盐，过半分钟到 1 分钟再放佐料和菜，可以利用盐中的碘化物解除黄曲霉菌毒素。

此外，用动物油炒菜也宜在炒菜前放盐，这样可减少动物油中有机氯的残余量，对人体健康有利。

先放盐与肉

烧肉放盐过早并不好。盐的主要成分是氯化钠，而氯化钠可使蛋白质发生凝固。一般新鲜肉或鱼都含有极其丰富的蛋白质，烹调时若过早放盐，蛋白质就会随之发生凝固。尤其是烧肉或炖肉，早放盐往往会使肉块缩小，肉质变硬，不易烧酥，吃起来味道也差。因此，盐应在肉或鲜鱼即将煮熟时放为好。

先放盐与鸡汤

煮鸡汤时不要先放盐，可等鸡汤煮好后冷却至 $80\sim90℃$ 时，再加入适当的盐搅匀，或食用前加适量的盐调味，这样鸡汤会特别鲜美。

酱与鲤鱼

按照中医的说法，口疮的起因多由于心火或胃热。制性味甘咸，制作时必放辣椒、花椒、茴香等香料，此皆辛热动火之物；另外，古人还有"鲤鱼至阴之物，阴极则阳复"的说法，如《素问》中就说："鱼热衷，多食之能发风热。"由于酱与鲤鱼皆能引发风热，心火上炎则舌疮，胃火上炎则口麋。所以鲤鱼与酱合食，久之必发口疮。

碱与煮粥

煮粥时放点碱烂得快，但这样做会使粥里的维生素损失过多。如果经常在煮粥时放碱，人就会缺乏维生素 B_1、维生素 B_2 和维生素 C。这些维生素都是喜酸怕碱的。缺乏维生素 B_1 会得消化不良、心悸、乏力和脚气病；缺乏维生素 B_2 会舌头发麻、烂嘴角、长口疮以及发生阴囊炎等；缺乏维生素 C 会出现牙龈肿胀、出血等。

碱与菜心

有人在炒菜心时喜欢放点碱，这样炒出来的菜心颜色鲜艳。但这种做法是不可取的。菜心中含有丰富的维生素，其中以维生素 C 为主，而维生素 C 在碱性溶液中易氧化失效。因此，在炒菜心时不应放碱，并采取急炒的办法，这样才能减少维生素 C 的损失，保持其本身应有的营养成分。

早放姜与鱼

烧鱼时，放一些生姜可以去腥增鲜，但过早地放入生姜，鱼体浸出液的蛋白质会影响生姜，使姜不能发挥去腥作用。鱼体的浸出液略偏酸性

（pH 值 5.5 左右）时，放入生姜，其去腥的效果最佳，因此，烧鱼时应在鱼的蛋白质凝固后再加入生姜以发挥去腥增香的效能。

蜂蜜与开水

现代医学表明，蜂蜜具有滋润、养颜、健身等多种功效。蜂蜜中含有丰富的营养，其中葡萄糖占 30% ~ 35%，果糖占 40%，此外，还含有维生素 B_2、维生素 B_6、维生素 C、维生素 K 及胡萝卜素。蜂蜜中也含有大量的淀粉酶、脂肪酶、氧化酶等，这些维生素和酶参与人体许多重要的新陈代谢过程，同时，也与维持神经系统的兴奋性和人体的免疫功能有关。

用沸水冲服蜂蜜，就会使蜂蜜中的酶类物质遭到破坏，产生过量的羟甲基糖醛，使蜂蜜的营养成分大部分被破坏。另外，用沸水冲服蜂蜜，还会改变蜂蜜甜美的味道，使其产生酸味。

所以，用沸水冲服蜂蜜是一种极不科学的做法。

蜂蜜与豆腐

豆腐味甘、咸，性寒，有小毒，能清热散血，下大肠浊气。蜂蜜甘凉滑利，二物同食，易致泄泻。同时，蜂蜜中含多种酶类，豆腐中又含多种矿物质、植物蛋白及有机酸，二者混食易产生不利于人体的生化反应。故食豆腐后，不宜食蜂蜜，更不宜二者同食。

蜜与葱

同食会伤眼睛，可以用绿豆治疗。

红糖与豆浆

红糖中的有机酸和豆浆中的蛋白质结合，产生"变性沉淀物"，不利于吸收。白糖无此现象，可与豆浆同用。

红糖与竹笋

红糖甘温，竹笋甘寒，食物药性稍有抵触。但所说的相克主要在于二者生化成分复杂。竹笋蛋白中含有 16～18 种氨基酸，其中的赖氨酸在与糖共同加热的过程中，易形成赖氨酸糖基，这种物质对人体健康不利。

红糖与牛奶

红糖为粗制品，未经提纯，含非糖物质及有机酸（如草酸、苹果酸）较多。奶中的蛋白质遇到酸碱易发生凝聚或沉淀。如奶中加入红糖，当有机酸达一定浓度时，蛋白质即凝集变性，营养价值大大降低。故牛奶中不宜放红糖。

糖与茶

茶叶味苦性寒，可刺激消化腺，促进消化液分泌，以增强消化机能，并有一定的清热解毒效果。如果在茶中加糖，就会抑制这种功能。

葱与公鸡肉

《肘后备急方》记载："雄鸡肉不可合生葱食。"《本草纲目》也记载："鸡肉同生葱食，成虫痔。"

公鸡肉性味甘温，其性偏热，中医历来认为是生风发火之物，可发诸病；生葱辛温助火，二者同时食用不利于健康。

糖与含铜食物

铜是人体必需的重要微量元素之一，它是体内多种酶的组成成分。

人体缺铜可引起铁代谢紊乱、贫血、缺氧、骨骼病变、发育迟缓等。由于锌、铜比值的增大，干扰胆固醇的正常代谢，导致冠心病的发生。缺铜又可引起心肌细胞氧化代谢紊乱，造成各种各样的心肌病变。

食糖过多会降低含铜食物的营养价值。日常食物中，含铜较多的食物有胡桃、贝类、动物肝与骨、豆荚、葡萄干等。因此，在人体缺铜，需以含铜食物进行弥补时，最好少吃糖。

近来美国科学家就提出警告：果糖和砂糖会阻碍人体对铜的吸收。本来日摄取铜量已经不足，加之糖对铜摄取和吸收的影响，更使人们缺铜严重。这一现象，在我国亦同样存在。所以《中国食品报》也告诫人们："食糖过多会阻碍人体对铜的吸收。"

红糖与皮蛋

同食会引起中毒。

糖精与蛋清

同吃会中毒，严重者会导致死亡。

糖精与甜酒

同食会中毒。可用甘草 20 克，水冲服解毒。

糖精与煮鸡蛋

经加热，鸡蛋中的氨基酸与糖之间会发生化学反应，生成一种叫糖基赖氨酸的化合物，破坏了鸡蛋中的氨基酸成分。所产生的化合物有毒，必须用黄连 15 克水煎服才可解毒。

与饮品相克的食物

茶与鸡蛋

有人爱吃茶叶蛋，其实这是不科学的。因为茶水煮鸡蛋，茶的浓度很高，浓茶中含有较多的单宁酸，单宁酸能使食物中的蛋白质变成不易消化的凝固物质，影响人体对蛋白质的吸收和利用。鸡蛋为高蛋白食物，所以不宜用茶水煮鸡蛋食用。

茶与酒

日常生活中，不少人酒后都爱饮茶，想达到润燥解酒、消积化食、通调水道的功效，其实这对肾脏是不利的。因为酒后饮茶，茶碱产生利尿作用，这时酒精转化成的乙醛尚未完全分解，即因茶碱的利尿作用而进入肾脏，乙醛对肾脏有较大的刺激性，从而易对肾脏功能造成损害。于是肾寒、阳痿、小便频浊、睾丸坠痛等症状接踵而至。李时珍在《本草纲目》中曾说："酒性纯阳，具味辛甘，升阳发散，其气燥热，盛湿祛寒。酒后饮茶伤肾脏，腰脚坠重，膀胱冷痛，兼患痰饮水肿、消渴挛痛之疾。"

另外，酒精对心血管的刺激性很大，而浓茶同样具有兴奋心脏的作用，酒后饮茶，使心脏受到双重刺激，兴奋性增强，更加重心脏负担，所以酒后饮茶对于心脏功能不佳的人更是不适宜的。

茶与药

茶叶中的鞣酸可与某些药物（如硫酸亚铁片、枸橼酸铁铵、小檗碱等）起化学反应而产生沉淀，影响药物吸收。如果用茶水服用镇静药（如苯巴比妥、安定等），则茶叶中的咖啡因和茶碱等兴奋剂就会使药物的镇静作用抵消或减弱。因为药物种类很多，不容易掌握，所以一律用温水送服，有益无害。

咖啡与香烟

据《中国医药报》报道："美国科学家通过调查发现，吸烟者若每日饮 3 杯或更多的咖啡，能使他们患胰腺癌的可能性增加 4 倍。"美国学者经过流行病学调查和研究，确认咖啡是一种有潜在危险的饮料，认为咖啡因对胰腺癌的形成有不可忽视的影响，常饮咖啡的人比不饮咖啡的人患胰腺癌的可能性大 2~3 倍。目前美国每年大约有 2 万人死于胰腺癌，其中至少有半数以上是由于饮用咖啡而引起的。

咖啡与酒

酒精能毒害人体的细胞。饮酒过量，可发生酒精中毒，甚至可导致死亡。咖啡中的咖啡因具有兴奋、提神和健胃的作用，饮用过量，同样可引起中毒。

如果二者同饮，会加重对大脑的伤害，并能刺激血管扩张，加快血液循环，增加心血管负担，甚至会危及生命。

豆浆与蜂蜜

蜂蜜含有5%左右葡萄糖和果糖及少量有机酸，而豆浆蛋白质含量比牛奶还高，两者冲对时，有机酸与蛋白质结合产生变性沉淀，不能被人体吸收，所以牛奶、豆浆不宜与蜂蜜冲对饮用。

豆浆与药物

喝豆浆与服药物的时间应间隔20分钟以上，以免药物破坏豆浆的营养成分或豆浆影响药物的效果。

豆浆与鸡蛋

每100克豆浆含蛋白质4.4克，每100克鸡蛋含蛋白质14.8克。蛋白质进入胃肠，经胃蛋白酶和胰腺分泌的胰蛋白酶分解为氨基酸，尔后由小肠吸收。但豆浆中含有一种胰蛋白酶抑制物质，能破坏胰蛋白酶的活性，影响蛋白质的消化和吸收。鸡蛋中含有一种黏性蛋白，能与胰蛋白酶结合，使胰蛋白酶失去作用，从而阻碍蛋白质的分解。因此，豆浆和鸡蛋不宜同食。

开水与补品

有些人习惯用开水冲调饮用的营养品（如麦乳精、多维葡萄糖等），这是很不适宜的。因为滋补品中所含的淀粉酶和不少营养素很容易在高温作用下发生分解、变质而遭到破坏。这样人就很难从中获得较为全面的营养了。实验证明，当这些营养滋补品加热到 60 ~ 80℃时，其中某些营养成分便会发生变质。为了保存营养品中有效营养成分，一般用温热的开水调匀就可饮用了。

牛奶与米汤

研究表明，各种温度下若将牛奶与米汤混合，将导致维生素 A 大量损失。婴幼儿若长期摄取维生素 A 不足，将会导致发育缓慢，体弱多病，故喂养婴幼儿应将牛奶和米汤分开。

牛奶与酸性饮料

牛奶是一种胶体混合物，具有两性电解质性质。即在酸性介质中以复杂的阳离子态存在，在碱性介质中以复杂的阴离子态存在，在等电离子时（pH 值 4.6）以两性离子态存在。蛋白质在等电离子时溶解度最小（鲜牛奶的 pH 值一般在 6.7 ~ 6.9），如果 pH 值下降到 4.6，酪蛋白就会沉淀。凡酸性饮料，都会使牛奶 pH 值下降，使牛奶中蛋白质沉淀而凝结成块，不利于消化吸收。所以牛奶中不宜加酸性饮料，如酸梅汤、橘汁、柠檬汁等。同样，在冲食奶粉时也不宜加酸梅晶、山楂晶等作为调味品。

牛奶与钙粉

牛奶中的蛋白质主要是 W 酪蛋白，酪蛋白的含量约占蛋白质总含量的 83%，牛奶中加入钙粉，其中的酪蛋白就会与钙离子结合，使牛奶出现凝固现象。在加热时牛奶中的其他蛋白也会和钙结合产生沉淀。所以牛奶中忌加入钙粉。

牛奶与巧克力

牛奶富含蛋白质和钙。巧克力被确认为是能源食品，含有草酸。如牛奶与巧克力同食，则牛奶中的钙与巧克力中的草酸就会结合成草酸钙。若长期同食，可造成头发干枯、腹泻，出现缺钙和生长发育缓慢等。因此，牛奶与巧克力不宜混吃和同食。

牛奶与橘子

牛奶中所含的蛋白质遇到橘子中的果酸便会凝固，影响蛋白质的消化吸收，因此在吃橘子时不宜喝牛奶。如果在饭前或空腹时吃橘子，橘子汁中的有机酸会直接刺激胃壁的黏膜，从而引起胃炎或胃蠕动异常，同时也会影响食物的消化。

牛奶与果子露

牛奶中含有丰富的蛋白质，果子露属酸性饮料，在胃中能使蛋白质凝固成块，从而直接影响人体对蛋白质的吸收，降低牛奶的营养。若喝果子露等，应在饮用牛奶1小时后进行。单独饮用果子露，不但不影响蛋白质的吸收，而且还可以预防便秘。

牛奶与药物

有的人在服药时，不用开水送服，而用牛奶送服，这是不对的。因为牛奶中含有钙、铁，而钙、铁能与某些药物如四环素、红霉素类等生成稳定的络合物或难溶性的盐类，使药物难以被胃肠吸收，有些药物甚至会被这些离子破坏，这样就降低了药物在血液中的浓度，影响疗效。所以服药不宜用牛奶送服，而且在服药一个半小时后再饮用牛奶为好。

牛奶与醋

同食会引起腹中病结，可以用地浆水治疗。

牛奶与菜花

牛奶中含丰富的钙质，菜花所含的化学成分影响钙的消化吸收。

牛奶与韭菜

牛奶中含钙，与含草酸多的韭菜混合食用，就会影响钙的吸收。

酸牛奶与香蕉

同食易产生致癌物。

牛奶与菠菜

同食会引起痢疾，可以用绿豆解毒。冷饮与热茶一冷一热，不仅牙齿受到刺激，易得牙病，对胃肠也有害。冷饮和热茶至少应间隔 30 分钟饮用。

酒与牛奶

牛奶味甘微寒，能补虚润肠，清热解毒；白酒甘辛大热，能散冷气，通血脉，除风下气。二者性味功能皆相悖，所以不能同食。

从现代营养学观点分析，乙醇有抑制脂肪氧化分解和促进脂肪合成的作用。它可使脂肪在肝脏中蓄积，从而诱发脂肪肝的形成。而奶类多含脂肪，若与乙醇合饮，更促使脂肪向肝中流入。另外，酒中除乙醇外，还含有一些有害成分，如甲醇、醛类、铅（由蒸馏污染）等，其中醛类是有毒物质，如甲醛是细胞原浆毒，能使蛋白质凝固。而奶类蛋白质含量很高，所以如果酒类和奶类合饮，不仅降低奶类的营养价值，而且有害健康。

酒与糖类

糖类味皆甘，甘生酸，酸生火。饴糖、红糖尤甚。酒类甘辛大热，故酒与糖不宜相配，久则生热动火，有损身体。

现代营养学认为，乙醇能影响糖的代谢，这是由于乙醇氧化形成过剩的还原辅酶Ⅰ，从而使三羧酸循环受到抑制，导致血糖上升。吃糖时饮酒，影响糖的吸收，另外容易产生糖尿。

酒与辛辣食物

《本草纲目》记载："酒后食芥及辣物，缓人筋骨。"酒性本为大辛大热，芥及辣物，又皆属热性，刺激性较强，二者同食，不亚于火上浇油。

生火动血，贻害无穷，平素体征阳盛阴虚的人更不宜同食。另外，凡是辛辣动火之物，都会刺激神经，扩张血管，更助长酒精麻醉作用，使人疲惫痿软。所以二者不可同食。

白酒与啤酒

啤酒中含有人体需要的1种氨基酸和10种维生素，尤其是B族维生素含量较多，并含有较多的矿物质。所以啤酒具有健胃、消食、清热、利尿、强心、镇静的功效，因此，啤酒很受人们的青睐。

但有些人认为啤酒酒精含量低，喝起来不过瘾，所以就在啤酒中加上白酒喝，这样对人体是有害的。

啤酒是低酒精饮料，但是含有二氧化碳和大量水分，如果与白酒混饮，可加重酒精在全身的渗透。这样，对肝、肾、肠和胃等内脏器官产生强烈的刺激和危害，并影响消化酶的产生，使胃酸分泌少，导致胃痉挛、急性胃肠炎、十二指肠炎等症，同时对心血管的危害也相当严重。

白酒与胡萝卜

同食易使肝脏中毒。

白酒与核桃

核桃含有丰富的蛋白质、脂肪和矿物质，但核桃性热，多食上火，白酒甘辛火热。两者同食易致血热，轻者燥咳，严重时会出鼻血。

烧酒与黍米

同食会引起心绞痛。

啤酒与腌熏食物

腌熏食物中多含有机氨，有的在加工或烹调过程中产生了多环芳烃类，如苯并芘、氨甲基衍生物等，常饮啤酒的人，血铅含量往往增高。铅与上述物质结合，有致癌或诱发消化道疾病的可能。所以《中国食品报》

告诫人们："饮啤酒不宜同时吃腌熏食品。"

啤酒与汽水

有人把汽水倒在啤酒杯里，与啤酒混饮，这是不科学的。啤酒是现代人喜欢的饮料，不论平时吃饭，还是宴席桌上，都离不开啤酒。有人夸它是"液体面包"，这说明啤酒含有一定的营养。但是有些人喝啤酒，特别是在酒席上，常在啤酒中对入汽水，这样喝啤酒，很少有不醉的。

因为汽水中含有一定量的二氧化碳，啤酒中也含有少量的二氧化碳。啤酒中对入汽水后，过量的二氧化碳会更加促进胃肠黏膜对酒精的吸收，如果饮酒过程中稍有醉意，再对上一杯汽水，醉意会更浓，所以，二者不能同饮。

豆浆与红薯、橘子

橘子含果酸较多，红薯食后也可产生大量果酸，而果酸可使豆浆中的蛋白质凝固变性，影响消化吸收。

啤酒与海味

同食会引发痛风症。

蜂蜜与毛蟹

同食会引起中毒，可以用地浆水治疗。

蜂蜜与大米

同食会胃痛。

果汁与虾

同食会腹泻。

第三篇 药物相克及与食物相克的药物

抗生素类药物

1. 链霉素与辛热肥腻食物

链霉素在碱性环境中作用较强，鱼、蛋、乳制品与素食混合即可酸化尿液，降低链霉素的疗效。

2. 红霉素与富含钙、磷、镁的食物

服用红霉素期间，若食用牛奶、豆类、豆制品、骨头汤、黑木耳、海带、紫菜、黄花菜等富含钙、磷、镁的食物，会延缓药效或减少药物的吸收，降低药物的灭菌作用。

3. 红霉素与饮料、酒类和酸性食物

使用红霉素时，不宜大量进食酸性食物及酸性饮料，如酸味水果、醋制食品、酸梅汤、橘子汁、柠檬汁等。否则会降低药物疗效。

此外，红霉素对肝脏的毒性较强，服用时饮酒，可使毒性更为强烈，对肝脏的损害加重。

4. 四环素与含钙、铁、镁丰富的食物

四环素类药物能与食物中的钙、铁、镁发生络合反应，产生难以吸收的金属络合物，干扰机体对药物的吸收利用，降低四环素类药物的抗菌效力。

5. 四环素与碱性食物

四环素与碱性食物同服，可使胃液的盐酸被中和，从而使四环素的溶解性降低，吸收率下降。故服用四环素期间，不宜过食碱性食物。

6. 吉他霉素与酒

服用吉他霉素期间，不宜饮用酒或酒精饮料，否则会发生不良反应。

7. 吉他霉素与酸性食物

服用吉他霉素期间，过食酸菜、咸肉、鸡肉、鱼、山楂和杨梅等酸性食物，会降低药效。

8. 吉他霉素与海味食品

服用吉他霉素期间，如果过食螺、蚌、蟹、甲鱼等海味食品，会降低药物疗效。因为这些食品中富含的钙、镁、铁、磷等金属离子会和吉他霉素结合，容易形成一种难溶解又难吸收的物质。

9. 庆大霉素与酸化尿液的食物

庆大霉素在碱性环境中作用较强，各种蔬菜、豆制品等食物可碱化尿液，提高庆大霉素的疗效。而肉、鱼、蛋、乳制品与素食混合可酸化尿液，降低庆大霉素的疗效。故服用庆大霉素时，不宜同食酸化尿液的食物。

10. 卡那霉素与酸化尿液的食物

卡那霉素在碱性环境中作用较强，各种蔬菜、乳制品等食物可碱化尿液，食之可增加疗效，而肉、鱼、蛋、乳制品与素食混合可酸化尿液，影响药效。

11. 头孢菌素与食物

头孢菌素与食物同服，疗效仅为空腹服用时的 50% ~ 5%，故适宜在空腹时服用头孢菌素。

12. 头孢菌素与酒

服用头孢菌素期间，如果饮用酒或酒精饮料，会产生或增强毒性反应。

13. 环丙沙星与碱性食物

服用环丙沙星期间，如果食用偏碱性的食物，会降低药效，达不到应有的效果。

14. 磺胺类药物与酸性食物

磺胺类药物在碱性环境下，可增加其溶解度，而酸性食物如茭白、大头菜、芥菜、醋、酸菜、西红柿、咸肉、鱼、山楂、杨梅、柠檬、葡萄、杏、李子等，容易使磺胺类药物析出结晶，从而增强不良反应。

15. 磺胺类药物与糖类

糖类分解代谢后，可产生大量酸性物质，可使磺胺类药物在泌尿系统形成结晶而损害肾脏。

16. 磺胺类药物与果汁

磺胺类药物在碱性环境下，溶解度增大，对肾脏的不良反应减轻，而果汁等酸性饮料易使磺胺类药物析出结晶，增强对肾脏的损害，引起血尿、少尿、尿闭等。

17. 甲硝唑与酒

酒精在体内代谢的中间产物——乙醛是有毒物质，它必须经过乙醛脱氢酶的氧化，才能失去毒性，完成代谢过程。

甲硝唑能抑制乙醛脱氢酶的活性，造成体内乙醛蓄积中毒，表现为口苦、恶心、呕吐、呼吸困难、血压降低等症状。

18. 甲硝唑与含钙高的食物

服用甲硝唑时，食用牛奶等含钙离子丰富的食品，药物可和钙离子结合生成不溶性的沉淀物，既破坏食物的营养，又降低药物的疗效。

19. 呋喃唑酮与酒或醇类制剂

呋喃唑酮的代谢产物有抑制单胺氧化酶的作用，连服 4~5 天可阻碍酒类中所含酪胺的代谢，服药同时饮酒可出现面部潮红、心跳过速、腹痛、恶心、呕吐、头痛等症状。

另外，呋喃唑酮还可抑制酒精的氧化分解，使其代谢的中间产物——乙醛降解受阻，因而易使乙醛聚积，引起中毒。

20. 呋喃唑酮与含酪胺的食物和发酵食物

牛奶、豆腐、酒类、酱油、菠萝、巧克力等富含酪胺的食物进入人体后，会使单胺氧化酶受到抑制，造成酪胺蓄积，导致机体释放内源性去甲肾上腺素，而引起血压升高，如果是高血压患者，则会发生危险。

不仅服呋喃唑酮期间要忌食含酪胺的食物，而且在停药 2 周内，仍需注意避免，以防发生不良后果。

21. 异烟肼与乳糖类食物

服用异烟肼类药物时，若食用乳糖类食品，会导致人体对异烟肼吸收的减少，从而降低药效。

22. 异烟肼与含酪胺的食物

服用异烟肼类药物时，若食用含有酪胺的食物，如奶酪、豆类、啤酒、鱼类等，会产生过敏反应，尤其是奶酪和鱼类，会带来严重后果。

解热镇痛类药物

1. 保泰松与食盐

保泰松若与盐同食，会使体内钠水潴留，尤其是肾功能不全者更应注意。

2. 阿司匹林与富含糖的水果

阿司匹林与含糖多的食品，如椰子、甜石榴、桃、葡萄、香蕉等同食，容易形成复合体，从而降低药物的吸收速率。

3. 阿司匹林与咸鸭蛋

咸鸭蛋含有一定量的亚硝基化合物，服用解热、镇痛药时，药物中的氨基比林可与咸鸭蛋中的亚硝基化合物生成有致癌作用的亚硝胺，容易诱发癌症。

4. 阿司匹林与酸性食物

因为阿司匹林对胃黏膜有直接刺激作用，与酸性食物（醋、酸菜、咸肉、鱼、山楂、杨梅等）同服，可增加对胃的刺激。

5. 阿司匹林与果汁

果汁或清凉饮料中的果酸容易导致药物提前分解或溶化，不利于药物在小肠内的吸收而降低药效。

另外，阿司匹林本来就对胃黏膜有刺激作用，果酸则更加剧了阿司匹林对胃壁的刺激，甚至可造成胃黏膜出血。

6. 消炎痛与酸性食物

消炎痛本身对胃黏膜就有刺激作用，若消炎痛与酸性食物（醋、酸菜、咸肉、鱼、山楂、杨梅等）同服，更增加对胃的刺激。

7. 消炎痛与果汁

果汁中的果酸可使消炎痛提前分解或溶化，不利于药物在小肠内的吸收，从而大大降低药效。

另外，消炎痛对胃黏膜有刺激性，而果酸则可加剧消炎痛对胃黏膜的刺激，甚至可造成胃黏膜出血。

8. 去痛片与咸鱼、咸菜等腌制食物

咸鱼、咸菜等腌制食物与去痛片所含的氨基比林作用，可形成致癌物质亚硝胺，从而严重损害人体健康。

9. 水杨酸钠与食盐

伴有心脏疾病的风湿性病患者使用水杨酸钠期间，应限制食盐的食用量，因为钠可促发或加重充血性心力衰竭，导致病情加重，甚至危及生命。

维生素类药物

1. 维生素 A 与米汤

维生素 A 混入热米汤中同服，会破坏维生素 A，因为米汤中含有一种脂肪氧化酶，能溶解和破坏脂溶性维生素 A。

2. 维生素 A 与黑木耳

黑木耳中含有多种人体易吸收的维生素，服用维生素时再食用黑木耳可造成药物蓄积。此外，木耳中所含的某些化学成分对合成的维生素也有一定的破坏作用。

3. 维生素 B_1 与生鱼、蛤蜊

破坏维生素 B_1 的分解酶，多存在于蕨菜和鳅、蚬、蟹、蛤蜊等鱼贝类食物中。维生素 B_1 分解酶加热后或遇酸时也易被破坏，因此在食用贝类食物时可多蘸些醋或用开水焯一下，使维生素 B_1 分解酶活性减弱或失去活性。

4. 维生素 B_2 与多纤维素食物

维生素 B_2 在肠道中被吸收的部位是小肠近端，在肠道中有食物的情况下，维生素 B_2 吸收增加，因为它可在吸收部位停留较长时间。而多纤维素食物会加快肠内容物通过的速度，降低维生素 B_2 的吸收。

5. 维生素 B_2 与高脂肪食物

高脂肪食物可加快肠内容物的通过速度，导致肠蠕动增强或腹泻，降低维生素 B_2 的吸收。另外，高脂肪食物将大大提高维生素 B_2 的需要量，使其相对缺乏。

6. 维生素 B_{12} 与硒及含酒精饮料

酒精能损伤胃黏膜，干扰肠黏膜的转运功能，消耗很多体内的 B 族维生素，同时降低维生素 B_{12} 的作用。

7. 维生素 C 与猪肝

维生素 C 具有解毒、护肝、抗过敏、促进创口愈合、增加机体对感染的抵抗力、阻止致癌物质发挥作用等，可用于多种疾病的治疗。但是，如果在应用维生素 C 的同时进食猪肝，则会降低维生素 C 的作用或使其无效。

8. 维生素 C 与牛奶

牛奶中富含维生素 B_2，维生素 B_2 具有一定的氧化性。在服用维生素 C 治疗疾病时，若多食含富维生素 B_2 的食物，则维生素 C 易被维生素 B_2 氧化。

同时，维生素 B_2 本身还具有还原性，两者同时失效，达不到补充维生素的目的。

9. 维生素 C 与碱性食物

维生素 C 属于酸性药物，服用维生素 C 期间过食碱性食物，如菠菜、胡萝卜、黄瓜、苏打饼干、茶叶等，酸碱中和，从而降低疗效。

10. 维生素 C 与贝壳类水产品

在食用水生贝壳类食物的同时，如果服用大剂量的维生素 C，两者相互作用，会产生剧毒物质，可致人死亡。

11. 维生素 D 与米汤

米汤中含有一种脂肪氧化酶，能溶解和破坏脂溶性维生素。如果维生素 D 与米汤同服，或用米汤冲服维生素 D，就容易破坏维生素 D 而失去服用维生素 D 的意义。

所以服用维生素 D 时，不能用米汤冲服。

12. 维生素 D 与黑木耳

黑木耳中含有人体易吸收的多种维生素，服用维生素 D 时吃黑木耳，不仅造成药物蓄积而不易吸收，而且黑木耳中所含的某些化学成分对合成的维生素也有一定破坏作用。

13. 维生素 E 与含不饱和脂肪酸的食物

在使用维生素 E 治疗疾病时，应适当控制富含不饱和脂肪酸的食物如豆油、葵花子油、亚麻油等的摄取量。因为不饱和脂肪酸会破坏维生素 E，影响人体对维生素 E 的吸收，从而达不到治疗的目的。

14. 维生素 K_3 与黑木耳

维生素 K_3 具有促凝血作用，而黑木耳中有妨碍血液凝固的成分，可使维生素 K_3 的凝血作用减弱，甚至完全丧失。

15. 维生素 K_3 与含维生素 C 的食物

富含维生素 C 的食物如白菜、卷心菜、芥菜、香菜、萝卜及水果等，含有丰富的抗坏血酸成分，可降低止血药物维生素 K_3 的疗效。

16. 维生素 K_3 与兔肉

兔肉含卵磷脂较多，卵磷脂有较强的抑制血小板凝聚、防止凝血的作用，在使用维生素 K_3 止血时，食用兔肉将使止血药的作用减弱。

神经系统药物

1. 催眠药与酒类

催眠药和酒精对人的大脑都有抑制作用，两者同服会产生不良后果，严重者能致人死亡。

2. 单胺氧化酶抑制剂

与含酪胺的食物、酵母制品和酒类含酪胺的食品、酵母制品和酒类进入机体后，必须靠肝内的单胺氧化酶进行脱胺氧化，如单胺氧化酶受到抑制，则会引起血压升高，高血压病人则易造成脑出血等。

3. 苯乙肼与含酪胺的食物

服用苯乙肼时，如果食用含酪胺较高的食物，如鸡肝、扁豆、蚕豆、黄酱、香蕉、奶酪、啤酒、咸鱼等，将会导致血压异常升高，并能引起恶心、呕吐、腹痛、腹泻、呼吸困难、头晕、头痛等不良症状。

4. 镇静药与葡萄柚汁和柳橙汁

葡萄柚汁和柳橙汁具有使镇静剂药效增强的作用，服镇静药期间饮用葡萄柚汁和柳橙汁，很容易导致药物中毒。

5. 左旋多巴与动物肝

动物肝含有丰富的维生素 B_6，会干扰左旋多巴的疗效。

6. 左旋多巴与高蛋白食物

左旋多巴是依靠主动转运在小肠吸收，在转运过程中需要载体，但高蛋白食物中的芳香氨基酸会同左旋多巴竞争同一载体系统，从而降低药物疗效。

消化系统药物

1. 碳酸氢钠与酸性食物

在服碳酸氢钠时，不宜食用酸性食物。因为酸可与碳酸氢钠发生中和反应，从而使其失效。

2. 氢氧化铝与酸性食物

用果汁或酸性饮料送服氢氧化铝等碱性药物时，会酸碱中和，使药物完全失效。

3. 氢氧化铝与牛奶

服用氢氧化铝时再饮牛奶，常会出现恶心、呕吐、腹痛等症状，甚至导致钙盐沉积于肾实质，造成肾脏不可逆性损害。

4. 胃蛋白酶与动物肝

动物肝中所含的铜元素与胃蛋白酶中的蛋白质、氨基酸分子结构上的酸性基团形成不溶性沉淀物，会降低药物的疗效。

5. 碳酸钙与酸性食物

服用碳酸钙时，如果食入酸性食物，如醋、酸菜、果汁等，会降低碳酸钙的疗效。

6. 乐得胃与高脂肪食物

高脂肪（如肥肉、油炸食品等）、豆类食物（如豆芽、豆腐等）及刺激性食物（如辣椒、咖啡、酒等）均可影响乐得胃的疗效，增加其不良反应。

7. 乐得胃与酸性食物

服用乐得胃期间，不宜食用酸性食物。因为含有酸性成分的食物如山楂、乌梅等，与制酸药同用会发生酸碱中和反应而影响疗效。

8. 胃仙U与高脂肪食物

高脂肪（如肥肉、油炸食品等）、豆类（如豆芽、豆腐等）食物可影响胃仙U的疗效，增加其不良反应。

9. 胃仙U与酸性食物

含有酸性成分的食物如山楂、乌梅等，与制酸药同用，会发生酸碱中和反应而影响疗效。

10. 阿托品与蜂王浆

蜂王浆中含有两种类似乙酰胆碱的物质，实验表明，这两种物质所产生的作用可为抗胆碱药物阿托品所拮抗，与抗胆碱药同时服用会明显降低抗胆碱类药物的疗效。

11. 乳酶生与高糖食物

苦味健胃药和祛风健胃药是借助于苦味、怪味刺激口腔味觉器官，反射性地提高中枢兴奋，起到帮助消化、增加食欲的作用。若服药时吃糖，则难以达到药物的疗效。

12. 多酶片与动物肝

动物肝中含有丰富的铜元素。如果服用胰酶、淀粉酶的同时食用动物肝，动物肝中所含的铜元素便可与酶蛋白、氨基酸分子结构上的酸性基团形成不溶性的沉淀物，从而降低药物的疗效。

13. 多酶片与酸性食物

多酶片在偏碱性环境中作用较强，若在服药期间过食酸性食物，如醋、酸菜、咸肉、山楂、杨梅、果汁等，会使其疗效降低。

循环系统药物

1. 利血平与动物脂肪

动物脂肪类食物可影响降压药及降血脂药物的吸收，降低药物的疗效。

2. 利血平与含酪胺的食物

含酪胺的食物如奶酪、青鱼、蚕豆、鸡肝、葡萄酒等，与利血平同吃，可使利血平的降压作用减弱。

3. 洋地黄与含钾的食物

含钾高的食物如蘑菇、大豆、菠菜、榨菜等，可降低洋地黄效力，影响治疗效果。

4. 洋地黄与酒类

洋地黄大多都有剧毒且溶于醇类。服药前后喝酒，酒中的乙醇会加强这些药物的毒性，导致严重后果。

5. 洋地黄与碱性食物

碱性食物如胡萝卜、黄瓜、菠菜、茶叶、椰子、栗子等，与洋地黄同用可减少洋地黄的吸收。

泌尿系统药物

1. 保钾利尿药与高钾食物

服用补钾药时，因含钾量高的食物和药物结合，容易引起高血钾症，出现胃肠痉挛、腹胀、腹泻及心律失常等症状。

所以服用补钾药期间，不宜食用含钾量高的食物，如芋头、刀豆、土豆、杏、香蕉、橘子、鲳鱼、泥鳅、紫菜、海带、扁豆、蘑菇、菠菜等。

2. 氢氯噻嗪与胡萝卜

氢氯噻嗪为中效利尿药，服药后可使尿中排钾明显增多，应食用含钾的食物。而胡萝卜中所含的"琥珀酸钾盐"具有排钾作用，二者同用，可导致低血钾症，表现为全身无力、烦躁不安、胃部不适等症状。

3. 氢氯噻嗪与高盐食物

服用氢氯噻嗪期间，若吃盐过多（如过食咸菜、腌鱼、腌肉等），不利于氢氯噻嗪利尿作用的发挥。

4. 速尿与味精

味精的主要成分为谷氨酸钠，在服用速尿期间若过食味精，既可加重钠水潴留，又会增加低血钾症的发生率。

5. 速尿与高盐食物

在使用速尿时，应配低盐饮食，这样可提高药物的利尿效果。若过食咸菜、腌鱼、腌肉等高盐食物，可使药效显著降低。

中药

1. 茱萸与猪心

茱萸又名枣皮，具有补肝肾、涩精气、固虚脱、安神通窍、明目强身等作用。主治肾虚、腰膝酸痛、阳痿遗精、小便频数、虚汗不止、月经不调等，并有利尿和降压及防癌作用。

茱萸不宜与猪心同食，同食会产生不良反应。

2. 荞麦与猪肉

服用荞麦时，不能食用猪肉，否则会使人的头发脱落。

3. 杏仁与猪肺

杏仁又名苦杏仁，有毒，可用于治疗咳嗽气喘、胸满痰多、血虚津枯、肠燥便秘。据研究，进食杏仁和富含维生素 E 的食物，可降低肺癌发病率。

猪肺与杏仁同食，会产生不良反应，对身体不利。

4. 杏仁与猪肉

杏仁不宜与猪肉同食，同食会引起肚子痛。

5. 杏仁与栗子

服用杏仁时，不宜同时进食栗子，同时食用会生成对身体不利的物质。

6. 杏仁与狗肉

服用杏仁时，不宜进食狗肉，同食会产生对身体有害的物质。

7. 杏仁与小米

杏仁与小米同食，易使人呕吐、泄泻。

8. 赤小豆与米赤

小豆与米同煮，食后易引发口疮。

9. 红枣与虾皮

红枣具有健脾益气的作用，可用于治疗过敏性紫癜、自汗、尿血、高血压等。

食用红枣时，不能同时进食虾皮，同食会中毒。

10. 红枣与鲶鱼

食用红枣时，不能进食鲶鱼，同食会导致头发脱落。不慎同食可以用蟹解毒。

11. 红枣与海鲜

食用红枣时，不能食用海鲜，否则会令人腰腹疼痛。

12. 沙参与鲫鱼

沙参具有养胃生津、润肺止咳等作用，可用于肺热燥咳、虚痨久咳、阴虚肺热、热病伤津、舌干口渴、内热消渴等病症。

服用沙参时，不宜同时食用鲫鱼，同食会引起不良反应。

13. 白术与大蒜

白术具有健脾益气、安胎等功效，可用于治疗脾虚食少、腹胀泄泻、痰饮眩悸、水肿、自汗、胎动不安。

大蒜辛温香窜，含挥发油类，容易同白术中的挥发油互相干扰，改变其药性，使白术药性变得燥烈。

14. 白术与雀肉

雀肉甘温，有壮阳补肾的功效。《饮膳正要》中说："有术勿食雀肉、青鱼等物。"

两者相克的原因，在于白术中所含苍术酮、苍术炔、苍术醇、桉油醇等物质与雀肉中的某些成分起不良反应。同食对人体有害或降低白术的药效。

15. 白术与白菜

白术性温，其作用在于去湿健脾，而白菜性冷，与白术的药理相反，同食降低疗效。

16. 人参与萝卜

人参具有大补元气、养阴等功效。可用于体虚欲脱、肢冷脉微、脾虚食少、肺虚喘咳、津伤口渴、内热消渴、久病虚羸、惊悸失眠、阳痿宫冷、心力衰竭、心源性休克等。

服用人参可大补元气，如果同时食萝卜却破气。一补一破，人参就起不到任何滋补作用。

另外，萝卜有利尿消食作用，吃了萝卜会加快人参有效成分的流失，直接妨碍对人参的吸收。

17. 苍耳与马肉

苍耳具有发汗解表、散风祛湿、通窍等功效，可用于治疗感冒、头痛、鼻塞、鼻炎、副鼻窦炎、上颌窦炎、皮肤痒疹及风湿痹痛等症。

服用苍耳时，不能同时食用马肉，否则会引起身体不适。

18. 苍耳与大米

服用苍耳时，不能进食大米，否则会引起心痛。

19. 巴豆与菰笋、芦笋

巴豆具有峻下冷结、攻痰逐水、蚀疮排脓之功，有毒，适用于冷结便秘，水肿胀满，寒食结胸，痰涎壅盛，痰迷清窍，痈肿脓成不溃者。

服用巴豆时，不宜食用菰笋和芦笋。因为菰笋和芦笋性味甘冷，而巴豆辛热，两者相克。同食会产生不良效果。

20. 巴豆与酱豉

冷水酱豉咸寒冷利，冷水之性寒凉，巴豆为大热的药物。服用巴豆治病时，若食用酱豉，或喝冷水，往往降低疗效。

利用巴豆的热泻作用，清除胃肠中的冷积宿食，若不忌酱豉、冷汤，则可能使药物不起作用，而达不到预期效果。

21. 常山与生葱

常山具有涌吐痰饮、截疟之功效，适用于痰饮积胸，胸膈胀闷，欲吐不能者及疟疾患者。

葱性辛温助热，常山苦寒退热，两者性味、功能都相背，故不能同时食用。

22. 乌梅与猪肉

乌梅具有敛肺止咳、涩肠止泻、生津止渴、安蛔的功效，可用于治疗肺虚久咳、久泻久痢、肠滑不禁、内热消渴、蛔虫腹痛及妇女崩漏等；对消化道息肉也有一定的治疗作用。

乌梅酸温平涩，祛痰治疟瘴，敛肺涩肠，止久嗽泻痢。猪肉酸冷滋腻，滑大肠助湿气。服用乌梅时进食猪肉将会影响其疗效。

23. 桔梗与猪肉

桔梗味苦辛，性微温，味厚气轻，为肺经引药，能清肺气，利咽喉，祛痰定喘，养血排脓。而猪肉酸寒肥腻，滋阴润燥，久食令人生痰湿。其性质功能与桔梗相反。

24. 仙茅与牛肉、牛奶

仙茅辛热，牛肉甘温助阳。服用仙茅时再食牛肉，增火热之性。因地茅辛热性猛，阳过盛则伤阴。阴虚阳亢之体，尤当禁忌。再从化学成分看，牛肉、牛奶皆为高蛋白食物，而仙茅中含有鞣质，二者相遇则形成鞣酸蛋白，药效营养皆损失。

25. 稷米与附子、乌头

《本草纲目》云："稷米甘寒，益气退热，凉血解暑。"孟诜曰："稷米发冷病,不可与附子同服。"可见,稷米属于凉性,附子大热,故应相忌。

26. 黄连与猪肉

黄连具有泻火解毒、燥湿杀虫等功效,可用于治疗时行热毒、腹泻、热盛心烦、消渴、疳积、蛔虫病、咽喉肿痛、火眼口疮、痈疽疮毒、湿疹、烫伤等。

黄连苦寒,猪肉多脂,酸寒滑腻;黄连燥湿,猪肉滋阴润燥。同食降低药效,且易致腹泻。

27. 百合与猪肉

百合具有润肺止咳、清心安神等功效,可用于肺热久咳、痰中带血、虚烦不安、失眠多梦等症。

食用百合时,不能进食猪肉,否则会引起中毒。若中毒可以用韭菜汁治疗。

28. 苍术与猪肉

苍术味辛苦性温,有祛风胜湿、健脾止泻、散寒解表的功能。猪肉属寒凉性。两者药理相反,故不能同食。

29. 乌头与豉汁

乌头有大毒,主要用于治疗风寒湿痹、关节疼痛麻木、心腹冷痛、寒疝等症。

服用乌头时,不能食用豆豉、豉汁、盐豉等食物。因为它们药性相反,同食影响疗效并对身体不利。

30. 附子与豉汁

附子具有补火助阳、散寒止痛、回阳救逆等功效,有毒,适用于阳虚、风寒湿痹、四肢厥逆、脉微欲绝的亡阳证等。

服用附子时,不能食用豆豉、豉汁、盐豉等食物,否则影响疗效并对身体不利。

31. 茯苓与醋

茯苓具有利水通淋、健脾化湿、养心安神等作用,可用于小便不利、水肿、脾虚泄泻、痰饮咳嗽、心神不安、心悸、失眠等症。

醋味酸温,含多种有机酸。服用茯苓时,食醋及酸性食物,醋中有机酸会削弱茯苓的药效。

32. 丹参与羊肝

服用丹参片时不宜食用羊肝。

丹参分子结构上的羟基氧、酮基氧可与羊肝中的钙、铁、镁等离子形成络合物，降低药物疗效，故服丹参片时不宜食用羊肝。

33. 白果与白鳝

服用中药白果（银杏）时不宜食用白鳝。白鳝与中药白果同食可影响疗效或引起中毒。《日用本草》说："与银杏同食患软风。"故不宜同时食用。

34. 细辛与莴苣

白苣苦寒，莴苣苦冷，皆属凉性，通利五脏；细辛辛温，发散解表。两者功能性味皆不相合，故以细辛配方治病者，勿食莴苣，否则降低药效。

35. 菊花与猪肉

菊花具有疏风清热、清肝明目、平肝息风等功效，可用于风热感冒、目赤涩痛、肝阳上亢、肝风内动等症。

猪肉和菊花同食，严重者会引起死亡。

36. 大枣与葱、鱼

大枣具有养血安神、补中益气、缓和药性等功效，适于血虚萎黄、脾胃虚弱等病症，并可用以护正气。

大枣与葱、鱼同食，会引起消化不良。

37. 地黄与葱、蒜

地黄有强心利尿、解热消炎、促进血液凝固和降低血糖的作用。而葱、蒜中皆含蒜辣素，气味辛辣，其性燥热，能耗津动火，伤阴化燥，与地黄药理作用相反。

38. 地黄与动物血

动物的血均含复杂的有机成分，如与地黄中的一些生物活性物质相遇，易发生不良的生化反应。如《本草纲目》中记载："服地黄、何首乌诸药者忌之，能损阳也。"

39. 地黄与萝卜

萝卜辛甘性平，辛能发散，下气消谷，宽四化积；熟地黄滋阴补血，生地黄凉血清热。两者性味功能皆不相合。

此外，萝卜中含多种酶类，地黄中含梓醇，有滋阴、凉血、利尿的作用，与酶相遇则发生分解而失效。

40. 甘草与猪肉

甘草具有补脾益气、清热解毒、祛痰止咳、调和诸药的功效，可用于脾胃虚弱、倦怠乏力、心悸气短、咳嗽痰多、缓解药物毒性等症。

猪肉酸冷，有滋腻阴寒之性，且富含脂肪，难吸收，不利于肠胃。在以甘草补益脾胃时，应忌食猪肉。

不仅如此，凡脾胃虚寒服用温补脾胃的中药时，均应忌食猪肉。

41. 甘草与白菜

白菜性味甘冷，气虚胃冷者不可食。孟诜曰："菘菜发冷风，内虚人不可食。"甘草与白菜功能相反，故不宜同食。

42. 甘草与海菜

海菜如海带、海蕴、石莼、紫菜、石花、鹿角菜等，都属咸寒冷滑、含碘丰富的食物，能与甘草中某些成分发生不良反应。

43. 半夏与饴糖

饴糖味甘，属温性食物。半夏辛温而燥，饴糖生痰动火，两者的作用和药理相反。

44. 半夏与羊肉、羊血

半夏主要用于湿痰冷饮，咳嗽气逆，风痰眩晕，痰厥头痛，恶心呕吐，胸脘痞闷，梅核气等症。外用可消痈疽肿毒。

羊肉与半夏相配，易产生不良反应，引起身体不适。

45. 龙骨、龙齿与鲤鱼

龙骨、龙齿具有平肝潜阳、镇静安神、收敛固涩等作用，可用于治疗癫狂，怔忡健忘，失眠多梦，自汗盗汗，遗精淋浊，吐衄便血，崩漏带下，泻痢脱肛等症；锻研外用，对湿疮流水、日久不愈症有效。

鲤鱼性味甘平，功能利水消肿，其性偏于通利，而龙骨则重在收涩固脱。

此外，鱼中多含组织蛋白酶，会与龙骨中的某些成分起不良化学反应，从而削弱药效。

46. 朱砂与鲤鱼

朱砂有毒，药用具有镇静安神、解毒疗疮等功效，可用于治疗癫狂、惊悸、心烦、失眠、眩晕等症，外用可治肿毒、疮疡、疥癣等症。

朱砂的主要成分为硫化汞，并混有氧化铁、黏土及少量有机杂质等。而硫化汞有毒，会与鲤鱼中某些有机成分起生化反应，生成难以吸收的或有毒的物质。

47. 厚朴与豆类

厚朴中含鞣质，豆类食物富含蛋白质，二者相遇起化学反应，形成不易消化吸收的鞣质蛋白。

此外，二者所含有机成分甚为复杂，可能还会产生其他不良化学反应，使豆类难以消化，形成气体充塞肠道，以致腹胀。

48. 山楂与猪肝

山楂含维生素 C 丰富，猪肝含有较多的铜、铁、锌等金属微量元素。维生素 C 遇到金属离子，则加速氧化，使维生素 C 和金属都遭到破坏。

49. 牛膝与牛肉

牛膝具有破血通经、祛风湿、补肝肾、壮腰膝等功效，可用于血淤经闭，风湿痛，虚火上炎，吐血、衄血，筋骨酸软，腰膝疼痛等症。

牛膝入肝肾二经，以宣导下行为主，除活血通经、舒筋利痹外，还可以治血热上炎之咽喉肿痛、吐血、衄血、高血压性头痛等症。而牛肉甘温，补气助火。两者不宜同食。

50. 紫苏与鲤鱼

紫苏辛温芳香，忌腥膻气味。鲤鱼含组织蛋白酶及十几种游离氨基酸，还含有一些生物活性物质，易与紫苏中的某些化学成分起生化反应，妨碍药效发挥。

51. 荆芥与鱼、蟹等

荆芥具有祛风解表、透疹止血等功效，可用于感冒发热、头痛、咽喉肿痛、中风口噤、吐血、衄血、便血、崩漏、麻疹等症。

荆芥含挥发油，辛温芳香，鱼类气味腥，用酱豉咸寒的调料烹调，必然削弱其药效。蟹肉性寒，与荆芥尤不相容。

所以服用荆芥等中药时，都不应食用以上食物。

52. 荆芥与驴肉

服用荆芥时，不宜食用驴肉。因为荆芥与驴肉中的某些生物活性物质会起不良生化反应，有害人体健康或降低药效。

53. 山药与鲫鱼

山药具有补益脾胃、益肺滋肾等功效，可用于治疗脾虚泄泻、久痢、虚劳咳嗽、消渴、遗精、带下、小便频数等症。

服用山药时，不宜食用鲫鱼。同食会产生不良反应。

54. 牡丹皮与香菜、蒜

牡丹皮具有清热凉血、清虚热、活血化瘀等功效，可用于发斑、惊痫、吐衄、便血、骨蒸劳热、经闭、痈疡、血淤肿块等症。

大蒜辛温有臭，香菜辛温香窜，牡丹皮苦辛微寒，性味相反，药性也相反。

55. 桑葚与鸭蛋

桑葚具有滋阴补血、生津润燥等功效，可用于肝肾不足、精血亏虚、头晕目暗、耳鸣失眠、须发早白、内热消渴、阴虚肺燥干咳、津伤肠燥及便秘等症。

服用桑葚子时，不能进食鸭蛋，同食会引起胃癌。

56. 何首乌与无鳞鱼

服用何首乌时，不宜进食无鳞鱼。因为两者性味相反，同食会降低药效。

57. 何首乌与萝卜、葱、蒜

何首乌的功用在于补益肝肾、滋阴养血，葱蒜为辛辣动火的食物，萝卜也是辛辣破气的食物。何首乌与葱、蒜、萝卜同食，会降低药效。

58. 麦门冬与鲫鱼

麦门冬为养阴生津、清化痰热之药；鲫鱼能利水消肿。服用麦门冬者，多为肺肾之阴不足，意在滋养阴液，鲤鱼、鲫鱼则利水消肿，与麦门冬功能不协。

59. 麦门冬与木耳

服用麦门冬者，不宜进食木耳，同食会引起胸闷。

与药物相克的药物

一、链霉素

链霉素又称甘草酸链霉素、硫酸链霉素、盐酸链霉素等，主要对革兰氏阴性菌有效。由于耐药菌株增多，已失去广谱抗生素应有的地位。临床上常与异烟肼等并用，用于结核病的治疗，也用于布氏杆菌病、鼠疫及其他敏感菌所致的感染。

1. 链霉素与其他氨基甙类抗生素或具有耳毒作用的药物

链霉素如与其他氨基甙类抗生素或具有耳毒作用的药物合用，会引起不良反应。

因为链霉素与其他氨基甙类抗生素（如庆大霉素、卡那霉素）或具有耳毒作用的抗菌药（如紫霉素）合用，会增加对第八对脑神经的损害，引起耳聋等不良反应。

所以，链霉素不宜与其他氨基甙类抗生素或具有耳毒作用的药物同时应用。

2. 链霉素与骨骼肌松弛药

链霉素若与骨骼肌松弛药同时应用，会引起不良反应。

因为链霉素与骨骼肌松弛药如氯琥珀胆碱、氯化筒箭毒碱、戈拉碘胺（三碘季胺酚）等合用，有增加链霉素对神经肌肉的阻滞作用，从而有导致呼吸抑制的危险。

所以，链霉素不宜与骨骼肌松弛药同时应用。

3. 链霉素与酸化尿液药物

链霉素若与酸化尿液的药物同时应用，会降低链霉素的抗菌效果。

这是因为链霉素在碱性环境中作用较强，凡是酸化尿液的药物（如氯化铵、维生素 C 等）都会降低链霉素的抗菌效果，影响疗效。

所以，链霉素不宜与酸化尿液药物合用。

4. 链霉素与强利尿药链霉素

如与强利尿药合用，会引起不良影响。

这是因为强利尿药如速尿、利尿酸、甘露醇等可抑制链霉素的排泄，从而增加其耳毒性及肾脏毒性。

所以，链霉素不宜与强利尿药合用。

5. 链霉素与氯琥珀胆碱链霉素

与氯琥珀胆碱（司可林）合用，会使肌肉松弛作用增强，引起呼吸困难，甚至可发展到窒息、呼吸停止而死亡。

这是因为氯琥珀胆碱属除极化型肌肉松弛剂，其主要作用是与运动终板膜上的 N2 胆碱受体结合产生与乙酰胆碱相似而更持久的除极化作用，使终板对递质乙酰胆碱不产生反应而使骨骼肌松弛；链霉素具有阻断终板的作用，能减少因运动神经的刺激而引起的乙酰胆碱释放，亦有呼吸抑制作用。当它与肌肉松弛剂并用时可表现协同作用，增强肌肉松弛作用造成上述危险。其他氨基糖苷类抗生素，如庆大霉素、卡那霉素等，由于同样机理亦不可与肌肉松弛剂合用。

所以，应避免链霉素与氯琥珀胆碱合用。

6. 链霉素与氯化筒箭毒碱

链霉素与氯化筒箭毒碱并用，会使肌肉松弛作用增强，引起呼吸困难，甚至死亡。

这是因为筒箭毒碱对运动神经的冲动传导有阻滞作用，有麻痹呼吸肌的危险。该药属非除极化型肌肉松弛剂，其作用是药物与乙酰胆碱竞争性地与运动终板膜上的 N2 胆碱受体结合而阻断乙酰胆碱的除极化作用而使骨骼肌松弛。链霉素可抑制乙酰胆碱的释放，能加强肌肉松弛作用。

在手术中同时使用筒箭毒碱与链霉素，呈现出肌肉松弛的协同作用，手术后即使经过一定的时间，肌肉松弛的作用仍然残留，链霉素从手术开始到手术后继续使用，这就增强了运动终板的阻断作用，更易引起呼吸麻痹，造成死亡危险。其他氨基糖甙类抗生素，如庆大霉素、卡那霉素等，由于同样机理亦不可与肌肉松弛剂氯化筒箭毒碱合用。

所以，链霉素应避免与氯化筒箭毒碱合用。如确需肌肉松弛又需预防感染，可用其他无肌肉松弛作用的抗生素，如青霉素等。

7. 链霉素与大黄苏打片

链霉素若与大黄苏打片同时应用，会产生不良反应。

因为大黄苏打片等碱性中成药可使链霉素等氨基甙类抗生素的血浆半衰期延长，耳毒性作用增强，容易引起患者暂时性或永久性耳聋。

所以，链霉素等氨基甙类抗生素忌与大黄苏打片等联用。

二、四环素

四环素又称盐酸四环素，可应用于下列疾病：立克次体病，包括流行性斑疹伤寒、地主性斑疹伤寒、洛矶山热、恙虫病和 Q 热；肺炎支原体所致感染；衣原体感染，包括鹦鹉热、性病淋巴肉芽肿、非特异性尿道炎、输卵管炎及沙眼；回归热；布氏杆菌病；霍乱；兔热病；鼠疫；急性肠阿米巴病。还可应用于对青霉素类抗生素过敏的破伤风、气性坏疽、雅司、梅毒、淋病和钩端螺旋体病的患者。

1. 四环素与碳酸氢钠

四环素与碳酸氢钠同时应用，会影响四环素吸收而使其疗效降低。

这是因为盐酸四环素内服可直接刺激胃黏膜，为减少胃不适，处方中常加入一些止酸药物，但是四环素在胃内酸性条件下溶解度较大。四环素的等电点为 pH5.5，在等电点附近溶解度极小，故服碳酸氢钠后使胃内 pH 值升高，四环素溶解度降低，由于溶解不完全，当不溶解的药物到达小肠上端会影响吸收而降低疗效。

所以，四环素不可与碳酸氢钠同用。为了避免刺激胃，可改用强力霉素于饭后服，该药对饮食的影响较小，或用其他类抗生素代替。

2. 四环素与硫酸亚铁

四环素与硫酸亚铁同时应用，硫酸亚铁会影响四环素类药物的吸收，使其疗效降低。

这是因为硫酸亚铁能补充人体铁质，用于缺铁性贫血，有时尿道感染引起血尿可造成贫血，故在用抗感染药物时适当补充铁质，但硫酸亚铁为二价金属铁化合物，能与四环素类药物形成螯合物，影响四环素类药物的吸收。

所以，四环素与硫酸亚铁不可合用，如需用铁剂，两药应间隔 3 小时以上服用，可避免相互影响。此外，亦可停用四环素后再服硫酸亚铁，或改用其他抗生素或磺胺类药物。

3. 四环素与双胍类药物

四环素若与双胍类药物合用，容易引起乳酸性酸中毒。

所以，四环素不宜与双胍类药物同时应用。

4. 四环素与头孢菌素类药物

四环素与头孢菌素类药物合用，能降低头孢菌素类药物的抗菌作用。

所以，头孢菌素类药物与四环素或红霉素一般不合用。

5. 四环素与含钙、镁、铁等金属离子的药物

四环素若与含钙、镁、铁等金属离子的药物同时应用，会使四环素作用减弱。

这是因为这类药物如氢氧化铝凝胶、氧化镁、碳酸钙、三硅酸镁、碱式碳酸铋等会在消化道与四环素结合成难以溶解的络合物，使四环素作用减弱。

所以，四环素不宜与含钙、镁、铁等金属离子的药物同时应用，如确需联用，两药服药时间应间隔 2 小时。

6. 四环素与潘生丁

四环素如与潘生丁合用，可以增加出血倾向。

因为潘生丁除有扩张冠状血管的作用外，还具有对抗二磷酸腺苷（ADP）、降低血小板凝聚、抑制血栓形成的作用。四环素为广谱抗生素，能抑制肠内正常菌株的生长，使肠内细菌合成维生素 K 的数量减少，而维生素 K 量的减少会影响凝血酶原的合成，延长凝血时间。所以，两药若长期合用将会增加出血倾向。

所以，四环素与潘生丁最好不要合用，如必须应用，应检查凝血酶原时间，大于 14 秒时应停药。

7. 四环素与药用炭、硅碳银

四环素如与药用炭、硅碳银同时应用，会降低疗效。

这是因为药用炭、硅碳银（含药用炭、白陶土、氯化银）具有吸附作用，若将四环素与药用炭、硅碳银合用，可使四环素的疗效降低。

所以，四环素不宜与药用炭、硅碳银同时应用。

8. 四环素与降矾丸

降矾丸为中医治疗黄胖病（钩虫病）的有效成药，以降矾为主药，主含硫酸亚铁、铜、镁、锌等，其所含金属离子如 Fe^{2+}、Mg^{2+} 可与四环素类抗生素结合，形成不易被吸收的螯合物，使彼此吸收减弱。

所以，四环素不宜与降矾丸同时应用。

9. 四环素与消胆胺

四环素如与消胆胺合用，会减弱四环素的疗效。

这是因为消胆胺为阳离子交换树脂，其受静电吸附所形成的复合物干扰四环素在肠道内的吸收，从而减弱四环素的疗效。

所以，四环素不宜与消胆胺同时应用。

三、红霉素

红霉素又称艾狄密新、醋硬脂红霉素、福爱力、红霉素碱、红霉素碳酸乙酯、抗坏血酸红霉素、硫氰酸红霉素、葡庚酸红霉素、葡庚糖红霉素、司丙红霉素、斯替红霉素、新红康等。本品可用于治疗上呼吸道感染、咽喉炎、扁桃体炎、支气管扩张、支气管肺炎、白喉、百日咳、副鼻腔炎、中耳炎、严重麦粒肿、疖痈、外伤创口感染、皮肤疾患、牙科疾患、腹泻等症。

1. 红霉素与普鲁本辛

红霉素与普鲁本辛同服，会使红霉素的抗菌效果降低。因为普鲁本辛为抗胆碱药，具有松弛胃肠道平滑肌的作用，能延长胃排空时间，而红霉素在胃酸影响下易被破坏失效，两药合用会延长红霉素在胃中的停留时间，易使其疗效降低或失效。

所以，红霉素不宜与普鲁本辛合用。若需合用，可在红霉素疗程结束后再服普鲁本辛，或服红霉素 2 小时后再服普鲁本辛，也可同时加服碳酸氢钠或胃舒平等碱性药物以中和胃酸。

2. 红霉素与月桂醇硫酸钠

红霉素不宜与月桂醇硫酸钠同服。这是因为月桂醇硫酸钠能促进红霉素在肠道中的吸收，增加对肝细胞的穿透力，使红霉素对肝脏的毒性增加，导致黄疸及转氨酶升高。

所以，红霉素不宜与月桂醇硫酸钠联用。

3. 红霉素与青霉素

红霉素是通过抑制细菌蛋白和酶的合成而影响细胞质的形成，从而发挥抑菌作用，此作用使细菌细胞质生长减慢，并使之对青霉素类杀菌药的细胞溶解作用敏感性降低。

所以，红霉素与青霉素一般不宜联用。如需联用，青霉素应在服红霉素前 2~3 小时服用。

4. 红霉素与氯霉素

红霉素不宜与氯霉素合用。因为合用时，会同时与细菌核糖蛋白体 50 -S 亚单位结合，使核糖体的构型发生变化，彼此影响疗效。

另外，氯霉素在弱酸或中性条件下其活性增强，而红霉素在碱性条件下活性较强，二者合用亦会产生拮抗作用。

所以，红霉素不宜与氯霉素合用。

5. 红霉素与林可霉素

红霉素与林可霉素这两种抗生素作用部位类同，联用并不增强抗菌效果，反而影响了林可霉素的抗菌作用，且增强其对胃肠道反应等的副作用。

因为红霉素与林可霉素作用机理基本相同，主要在于抑制细菌细胞的肽链延长和蛋白质的合成，蛋白质合成场所是核糖体，菌细胞核糖体受离解因子作用后可离解为两种亚基。红霉素和林可霉素的作用部位都在影响同一亚基和菌细胞蛋白质合成的生化环节而发挥抗菌作用，由于红霉素可与林可霉素竞争核糖体上的结合位置，而且其亲和力大于林可霉素，因此取而代之，影响了其抗菌效果。

所以，红霉素不宜与林可霉素同时应用，可单用红霉素，如确需联用，可在口服红霉素 4~5 小时后再服用林可霉素。

6. 红霉素与吉他霉素

红霉素与吉他霉素均属大环内酯抗生素，同时应用并无相加作用，造成浪费，也容易引起细菌的耐药性。

所以，红霉素与吉他霉素不应同时应用。可先做药敏试验，一般应单用红霉素。如菌株对红霉素产生耐药性，可改用吉他霉素。

7. 红霉素与维生素 C、阿司匹林

维生素 C 和阿司匹林均为酸性药物，而红霉素在酸性条件下呈解离型，不易吸收，而且排泄快，在胃肠道中不稳定，易被破坏，使红霉素疗效降低。

所以，红霉素不宜与维生素 C、阿司匹林等酸性药物同时应用。

8. 红霉素与保泰松、苯巴比妥

保泰松、苯巴比妥对肝脏都有毒性作用，若与红霉素合用，会加重对肝脏的毒性。

所以，红霉素与保泰松、苯巴比妥合用时应谨慎，肝功能不全者更应忌用。

9. 红霉素与乳酶生

红霉素不宜与乳酶生同时应用。

这是因为红霉素可以抑制乳酸杆菌的活性，从而使乳酶生药效降低，同时也耗损了红霉素的有效浓度。所以，二者不宜同时应用。

10. 红霉素与四环素

红霉素不宜与四环素同时应用。

这是因为，红霉素若与四环素合用会增加红霉素对肝脏的不良反应，所以不宜应用。

11. 红霉素与含鞣质的中成药

含鞣质的中成药如四季青片、虎杖浸膏片、感冒宁、复方千日红片、肠风槐角丸、肠连丸、紫金粉、舒痔丸、七厘散等可使红霉素失去活性，从而降低红霉素原有的疗效。

所以，红霉素不宜与含鞣质的中成药同时应用。

12. 红霉素与含有机酸的中药

中药山楂、乌梅、五味子、山茱萸等及中成药山楂丸、保和丸、五味子丸、冰霜梅苏丸等内含枸橼酸、苹果酸、酒石酸等，均为酸性物质，口服后可进一步酸化胃液，提高胃液酸度。服用红霉素糖衣片或粉剂时，不宜同服上述含酸性成分的中药或中成药，因为它们内含的酸性物质可增加红霉素接触酸性物质的机会，促使红霉素的单键水解而失去抗菌作用。

所以，红霉素不宜与含有机酸的中药或中成药同时应用。

13. 红霉素与穿心莲片

穿心莲片的主要成分为穿心莲内酯，穿心莲内酯能提高机体白细胞吞噬细菌的能力，以发挥其消炎解毒作用。用于呼吸道感染时若与红霉素同服，红霉素能抑制穿心莲促白细胞吞噬细菌的作用，从而导致其疗效降低。

所以，红霉素不宜与穿心莲片同时应用。

四、消炎痛

消炎痛又称吲哚美辛、久保新、美达新、意施丁、桂美辛、艾狄多斯、运动派士等。主要作用如下。

①解热、缓解炎性疼痛作用明显，故可用于急慢性风湿性关节炎、痛风性关节炎及癌性疼痛；也可用于滑囊炎、腱鞘炎及关节囊炎等。

②能抗血小板聚集，故可防止血栓形成，但疗效不如阿司匹林。

③治疗 Behcet 综合征，退热效果好；用于 Batter 综合征，疗效尤为显著。

④用于肠绞痛、胆绞痛、输尿管结石引起的绞痛有效；对偏头痛也有一定疗效，也可用于月经痛。

1. 消炎痛与阿司匹林

若将消炎痛与阿司匹林两药合用，消炎痛的作用将被减弱，同时又将增强对消化道的刺激，可能引起胃出血。

阿司匹林降低消炎痛在胃肠道的吸收，对患有风湿性关节炎的病人血药浓度可下降25％，使其作用减弱。阿司匹林对胃黏膜有刺激作用，能产生不易察觉的胃出血，长期服用可出现明显的缺铁性贫血和溃疡病发病率增高。

这主要由于水杨酸离子在胃黏膜吸收后产生局部刺激作用；阿司匹林能降低血小板的黏附性，从而干扰了凝血过程。当黏膜受损后，即可产生隐性出血；能减少保护胃壁的黏液形成，使该处黏膜失去屏障作用。消炎痛亦导致胃肠道反应，如恶心呕吐、腹痛、溃疡等，有时能引起胃出血和穿孔。与阿司匹林合用，一方面其作用被减弱，另一方面对消化道刺激作用加强。

所以，应避免将消炎痛与阿司匹林合用，或谨慎使用。如需合用，两药均宜用肠溶片。胃溃疡病人禁用。

2. 消炎痛与保泰松、泼尼松

消炎痛是非甾体镇痛药，实践证明它可增强保泰松与皮质激素的致溃疡作用。

所以，消炎痛与保泰松、泼尼松一般不宜并用。

3. 消炎痛与含大量有机酸的中药

含有大量有机酸的中药如乌梅、蒲公英、五味子、山楂等会增加消炎痛在肾脏中的重吸收而增加毒性。

所以，消炎痛不宜与含大量有机酸的中药联用。

五、扑息息痛

扑热息痛又称百服宁、对乙酰氨基酚、泰诺止痛片、退热净、雅司达、泰诺林、泰诺、对乙酰氨基酚、斯耐普、一粒清等。用于感冒发烧、关节痛、神经痛及偏头痛、癌性痛及术后止痛。

1. 扑热息痛与速效伤风胶囊

中成药速效伤风胶囊系由牛黄、咖啡因、扑尔敏和扑热息痛等中西药物组成，其中扑热息痛能影响机体免疫系统，抑制骨髓功能。如果速效伤风胶囊再与西药扑热息痛并用，就会相互增强对骨髓的抑制，导致再生障碍性贫血的发生。

所以，扑热息痛不宜与速效伤风胶囊同时应用。

2. 扑热息痛与杜冷丁（哌替啶）

若将扑热息痛与杜冷丁（哌替啶）两药合用，会降低扑热息痛原有的疗效。

这是因为多数药物在胃中吸收很少，主要在肠道内吸收。药物经肠道吸收，除胃排空而进入肠道的速度可影响吸收外，还需有肠蠕动的参与，使药物更广泛地接触吸收部位。而杜冷丁抑制肠蠕动，减少扑热息痛吸收，降低其血药浓度而使疗效降低。

所以，扑热息痛和杜冷丁应分别用药。

3. 扑热息痛与普鲁本辛

若将扑热息痛与普鲁本辛同时应用，会降低扑热息痛的血药浓度及疗效。

这是因为扑热息痛为弱酸性药物，在胃及肠液中部分分解成非离子型，而药物吸收速度直接与胃排空速度有关，普鲁本辛能延迟胃排空速度而影响扑热息痛的吸收，使其吸收少而慢，这样血药浓度低，虽然总的吸收量不变，但由于血药浓度低达不到治疗浓度，因此疗效差。

所以，扑热息痛不可与普鲁本辛同时合用，如有需要可改用硫糖铝片。

六、吗啡

吗啡又称 Morphine。本品为阿片受体激动剂。具有镇痛、镇静、镇咳、抑制呼吸及肠蠕动的作用。有时产生欣快感。有呼吸抑制作用。用于剧烈疼痛及麻醉前给药。吗啡在医药上用作麻醉性镇痛剂，用于解除胆结石、肾结石、转移性癌等疼痛。在创伤性休克、内出血等情况下用于保护机体避免衰竭。

1. 吗啡与氯丙嗪、异丙嗪

氯丙嗪、异丙嗪能增强吗啡的呼吸抑制作用，所以二者一般不宜合用。如必须合用，应减少剂量。

2. 吗啡与单胺氧化酶抑制剂

单胺氧化酶抑制剂如优降宁、痢特灵等，能增强吗啡对呼吸中枢的抑制作用，从而引起毒性反应。

所以，吗啡不宜与单胺氧化酶抑制剂同时应用。

3. 吗啡与多巴胺

吗啡为镇痛药物，而多巴胺可以拮抗咖啡的镇痛作用，若将吗啡与多巴胺同时应用，会降低吗啡的疗效。

所以，吗啡不宜与多巴胺同用。

4. 吗啡与利尿药

吗啡与利尿药如氢氯噻嗪、速尿等合用，易引起直立性低血压。

所以，吗啡不宜与利尿药同时应用。

七、保泰松

保泰松又称布他酮、布他唑立丁等。用于类风湿性关节炎、风湿性关节炎及痛风等。常需连续给药或与其他药交互配合使用。亦用于丝虫病急性淋巴管炎。

1. 保泰松与降糖药

研究认为，糖尿病患者在口服降糖药的同时服用解热镇痛药如保泰松，很可能引起低血糖。当然，口服降糖药本身也存在引起低血糖的副作用，但毕竟极为少见。只要用药剂量适宜，按时就餐，副作用即可避免。

据研究，解热镇痛药能影响口服降糖药的代谢，使降糖药在体内排泄缓慢，降糖药在血中浓度持续增高，从而造成血糖持续下降，结果导致低血糖，尤其是肾功能低下的老年人更易发生。

所以，当口服保泰松时，一般不可与降糖药同时服用。确因需要必须同时服用时，必须注意全身反应，一旦出现精神不安、心率加快、全身乏力、出冷汗、饥饿等异常现象时，应马上停用解热镇痛药，反应严重时应及时去医院抢救治疗。

2. 保泰松与避孕药

保泰松是治疗风湿性关节炎的药物，这些药有酶促作用，会加速避孕药的代谢，降低避孕效果。

所以，保泰松不宜与避孕药同时应用。

3. 保泰松与阿司匹林

保泰松能使血浆中尿酸水平升高，不利于痛风症的治疗。当阿司匹林与保泰松合用时，保泰松会抑制尿酸的排泄。

所以，保泰松与阿司匹林不宜合用。如需合用应于饭后服，并定期检查血象以调节剂量，或以别嘌醇代替保泰松。

4. 保泰松与四季青、黄药子及其制剂

四季青、黄药子及其制剂如四季青糖浆、抗感宁、黄药子糖浆等对肝脏有一定的损害。

所以不宜与对肝脏有损害的消炎痛、保泰松等配用。

八、阿司匹林

阿司匹林又称醋柳酸、乙酰水杨酸、拜阿司匹林加维 C、拜阿司匹林咀嚼片、巴米尔、醋酰水杨酸等。用于发热、头痛、神经痛、肌肉痛、风湿热、急性风湿性关节炎及类风湿性关节炎等，为风湿热、风湿性关节炎及类风湿性关节炎治疗的首选药，可迅速缓解急性风湿性关节炎的症状。对急性风湿热伴有心肌炎者，可与皮质激素合用；用于痛风；预防心肌梗死、动脉血栓、动脉粥样硬化等；用于治疗胆道蛔虫病（有效率90%以上）；粉末外用，可治足癣。

1. 阿司匹林与氨茶碱

阿司匹林若与氨茶碱同时应用，阿司匹林会在碱性尿液中排泄加快，降低疗效。

这是因为阿司匹林属弱酸性药物，在酸性尿中排泄慢，疗效高。据报道，当尿液 pH 值接近 6.5 时，血药浓度为 20～30mg/100ml，但如将尿液 pH 值降至 5.5 时，血药浓度可提高 2 倍。钙镁片、氨茶碱均属碱性药物，能使尿液碱化。在碱性尿中阿司匹林排泄加快，降低了疗效，碳酸氢钠等其他碱性药也有类似作用。

所以，为使阿司匹林充分发挥疗效，不宜与碱性药物合用。如属胃肠道疾病需要，可改用硫糖铝片。当使用大剂量阿司匹林治疗关节炎时应妥善调节尿 pH 值，使药物浓度维持在适当水平，并长期监测血药浓度。

2. 阿司匹林与氯化铵

若将阿司匹林与氯化铵两药合用，会增强胃部刺激的毒性反应。

这是因为阿司匹林对胃黏膜有直接刺激作用。氯化铵为强酸弱碱所生成的盐，属酸性药物，当阿司匹林和酸性药物氯化铵合用时可增强对胃部的刺激。又因促进胃肠吸收及肾小管的重吸收而增加毒性反应。

所以，阿司匹林不宜与氯化铵合用。

3. 阿司匹林与皮质激素

阿司匹林能提高肝脏微粒体酶的活性，加速皮质激素（如强的松）的代谢，降低其在血浆中的浓度，使皮质激素的作用减弱或消失。阿司匹林与皮质激素均能导致畸胎，若两药合用于妇女妊娠早期，其致畸作用协同，可使畸胎发生率增加。

所以，阿司匹林不宜与皮质激素同时应用。如果两者必须合用，较适宜的方法是在停用皮质激素前 2 周加用阿司匹林，持续应用到皮质激素停用后 2～3 周。如病情需要，可小量持续 2～3 个月。

4. 阿司匹林与噻嗪类利尿药

阿司匹林与噻嗪类利尿药（氢氯噻嗪等）都能升高血清尿酸，如合用应注意其用量。

因为速尿可竞争性抑制水杨酸盐从肾分泌性排泄，所以两者合用可导致水杨酸钠蓄积中毒。

5. 阿司匹林与乐得胃

乐得胃属碱性药物，可使胃肠道 pH 值升高，减少阿司匹林的吸收。

另外，乐得胃尚能碱化尿液，使阿司匹林在肾小管重吸收减少，排泄加快，疗效降低。

所以，阿司匹林不宜与乐得胃同时应用。

6. 阿司匹林与咖啡因

咖啡因有促进胃酸分泌的作用，可加重阿司匹林对胃的损害。

所以，阿司匹林不宜与咖啡因同时应用。

7. 阿司匹林与含酒的中成药

阿司匹林与含酒的中成药如风湿酒、国公酒、缬草酊、参茸精、五味子糖浆等同服，能增加对消化道的刺激性，严重时可导致胃肠道出血。

所以，阿司匹林不宜与含酒的中成药同时应用。

8. 阿司匹林与甘草

甘草及其制剂如甘草浸膏片等不宜长期大量与水杨酸盐如水杨酸钠、阿司匹林等合用，否则可增加其胃肠道反应，诱发或加重消化道溃疡，因为甘草具有肾上腺皮质激素样作用。

所以，阿司匹林不宜与甘草合用。

9. 阿司匹林与鹿茸

鹿茸及其制剂鹿茸片、参茸片等长期大量与水杨酸盐如水杨酸钠、阿司匹林等合用，可增加其胃肠道反应，诱发或加重消化道溃疡，因为鹿茸具有肾上腺皮质激素样作用。

所以，阿司匹林不宜与鹿茸同时应用。

10. 阿司匹林与麻黄、桂枝

阿司匹林与麻黄、桂枝配伍应用时，发汗作用增强，易致大汗虚脱。且桂枝的有效成分与阿司匹林类似，易发生毒性反应。

所以，阿司匹林不宜与麻黄、桂枝等中药同时应用。

11. 阿司匹林与商陆

商陆含有商陆皂甙，商陆皂甙有局部刺激性，如与阿司匹林合并应用，可增加阿司匹林诱发胃溃疡的概率。

12. 阿司匹林与药用炭

药用炭有吸附作用，可减少阿司匹林的吸收，降低其疗效。

所以，阿司匹林不宜与药用炭同时应用。

13. 阿司匹林与陈香露白露片

阿司匹林若与陈香露白露片合用，会增加肾排泄，降低阿司匹林血药浓度，使其疗效降低。

因为阿司匹林为弱酸性药物，在胃中99%以上为分子型，分子型在胃中易吸收，但合用碱性药物后，直肠碱性上升使阿司匹林成为离子型而难以吸收，肾小管亦由于小便呈碱性减低肾小管重吸收作用，使阿司匹林从肾中排出增加，降低阿司匹林血药浓度，疗效因而降低。

陈香露白露片含甘草、陈皮、大黄、川木香、石菖蒲、氧化镁、碳酸镁、碱式硝酸铋、碳酸氢钠等，呈碱性，故与阿司匹林合用可降低阿司匹林疗效。其他碱性药物如胃舒平、碳酸氢钠、乐得胃等亦不可与阿司匹林合用。

所以，阿司匹林不宜与陈香露白露片同时应用。

14. 阿司匹林与含硼砂的中成药

硼砂含碱性成分，可减少阿司匹林的吸收，降低其原有的疗效。

所以，阿司匹林忌与含硼砂的中成药如痧气散、红灵散、行军散、通窍散等合用。

九、灭滴灵

灭滴灵又称呋钠捷、甲硝基羟乙唑、咪唑尼达、灭滴唑、硝基羟乙唑、夫纳捷、甲硝哒唑、弗来格、甲硝唑等。本品有强大的杀灭滴虫作用，为治疗阴道滴虫病的首选药物，可用于治疗阿米巴痢和阿米巴肝脓肿。本品有抗厌氧菌作用，可用于治疗厌氧杆菌引起的产后盆腔炎、败血症、牙周炎等，还可用于治疗贾第氏鞭毛虫病、酒糟鼻。用于阑尾、结肠手术、妇产科手术，可降低或避免手术感染。

1. 灭滴灵与华法令

灭滴灵不宜与华法令同时应用。

这是因为甲硝唑、替硝唑可抑制华法令的代谢，增强其抗凝血作用，所以合用时应注意。

2. 灭滴灵与土霉素

若将灭滴灵与土霉素同时应用，可减弱灭滴灵的作用，影响疗效。

所以，土霉素不能与灭滴灵同用。

十、维生素 A

维生素 A 又称甲种维生素、VitaminA、RetinO1 等。临床用于维生素 A 缺乏症，如干眼病、夜盲症、角膜软化症和皮肤粗糙等，也用于孕妇、婴儿等需要补充维生素 A 的人。据称本品对预防上皮癌、食管癌的发生也有一定作用。

1. 维生素 A 与新霉素

若将维生素 A 与新霉素同时应用，会降低维生素 A 原有的疗效。

这是因为新霉素能干扰胆酸的生理活性，从而减少维生素 A 的吸收；新霉素也可抑制胰酶，并能引起小肠黏膜的形态学改变，从而干扰维生素 A 的吸收。与新霉素相类似的药物如卡那霉素、巴龙霉素等也会发生类似影响。

所以，维生素 A 不宜与新霉素、卡那霉素、巴龙霉素等药物同时应用。

2. 维生素 A 与糖皮质激素

维生素 A 与糖皮质激素如强的松、可的松等有药理性拮抗作用，影响疗效。

所以，维生素 A 不宜与糖皮质激素并用。

3. 维生素 A 与消胆胺

消胆胺可降低胆固醇，影响维生素 A 的吸收，从而会降低维生素 A 原有的疗效。

所以，维生素 A 不宜与消胆胺合用。

4. 维生素 A 与液状石蜡

维生素 A 宜饭后 15 分钟服用，若与液状石蜡同用，则会影响维生素 A 的吸收，降低疗效。

所以，维生素 A 不宜与液状石蜡同时应用。

十一、维生素 B_1

维生素 B_1 又称硫胺素、VitaminB$_1$、Thiamine 等，用于脚气病防治及各种疾病的辅助治疗（如全身感染、高热、糖尿病、甲状腺功能亢进和妊娠期等）。维生素 B_1 在糖代谢中发挥重要作用，可维持神经、心脏及消化系统的正常功能。缺乏时，产生脚气病，主要表现为多发性神经炎、心脏功能异常亢进、身体浮肿、厌食、呕吐等。临床主要用于防治脚气病，也用于神经炎、心肌炎、食欲不振、消化不良的辅助治疗或其他原因所致的维生素 B_1 缺乏的补充治疗。

1. 维生素 B_1 与氢氧化铝凝胶

维生素 B_1 与氢氧化铝凝胶合用，会由于氢氧化铝凝胶的吸附作用而减少其吸收，降低其疗效。

所以，维生素 B_1 不宜与氢氧化铝凝胶同时应用。

2. 维生素 B_1 与含乙醇的药物

乙醇易损害胃肠黏膜，可影响维生素 B_1 的吸收，所以含乙醇的制剂如风湿酒、鹿茸精等忌与维生素 B_1 同服。

3. 维生素 B_1 与糖皮质激素

糖皮质激素如氢化可的松、地塞米松有对抗维生素 B_1 的作用，不利于症状的缓解。

所以，维生素 B_1 不宜与糖皮质激素同时应用。

4. 维生素 B_1 与阿司匹林

阿司匹林是酸性药物，在胃中会析出水杨酸，刺激胃黏膜，引起恶心，甚至溃疡。水杨酸在碱性环境中大部分可排泄出，而维生素 B_1 也是酸性药物，如与阿司匹林同服，会使阿司匹林中析出的水杨酸蓄积。这不但对治病不利，而且还会给患者带来新的病症。

所以，维生素 B_1 不宜与阿司匹林同时应用。

5. 维生素 B_1 与碱性药物

维生素 B_1 在碱性溶液中容易分解，所以碱性药物若与维生素 B_1 同用，可引起维生素 B_1 分解，使维生素 B_1 的疗效降低或失效。

所以，维生素 B_1 不宜与碱性药物如苯巴比妥钠、碳酸氢钠、枸橼酸钠等合用。

6. 维生素 B_1 与含鞣质的中药或中成药

含有鞣质的中药有五倍子、桂皮、狗脊、侧柏等，中成药有四季青片、虎杖浸膏片、感冒宁、复方千日红片、肠风槐角丸、肠连丸、紫金粉、舒痔丸、七厘散等。因为鞣质可与维生素 B_1 结合产生沉淀，不易被吸收利用。

所以，维生素 B_1 应忌与含鞣质的中药或中成药合用。

十二、维生素 B_2

维生素 B_2 又称核黄素、VitaminB$_2$、Ribofiavin 等。维生素 B_2 为体内黄酶类辅基的组成部分（黄酶在生物氧化还原中发挥递氢作用），当维生素 B_2 缺乏时，就会影响机体的生物氧化，使代谢发生障碍。其病变多表现为口、眼和外生殖器部位的炎症，如口角炎、唇炎、舌炎、眼结膜炎和阴囊炎等，所以，本品可用于上述疾病的防治。当胃肠道外营养及因摄入不足所致营养不良、进行性体重下降时应补充维生素 B_2。

1. 维生素 B_2 与吸附剂

吸附剂药用炭、碱式碳酸铋、碱式硝酸铋、鞣酸、鞣酸蛋白等可使维生素 B_2 血药浓度降低，疗效减弱。

所以，维生素 B_2 不宜与吸附剂同时应用。

2. 维生素 B_2 与碱性药物

维生素 B_2 在碱性溶液中易生成光黄素，从而会失去原有的功效。

所以，维生素 B_2 不宜与碱性药物配合应用。

3. 维生素 B_2 与含大黄的制剂

含大黄的制剂如大承气汤、大黄黄连汤、大黄牡丹汤等用于治疗感染性疾病时，不宜与维生素 B_2 同服，以免降低大黄的抑菌作用。

十三、维生素 B_6

维生素 B_6 又称盐酸吡哆辛、盐酸吡哆醇、二盐吡哆胺、抗炎素、抗皮肤炎素、吡哆醛、吡哆醇等。主要用于：

①防治因大量或长期服用异烟肼、肼屈嗪等引起的周围神经炎、失眠、不安；减轻抗癌药和放射治疗引起的恶心、呕吐或妊娠呕吐等；

②治疗婴儿惊厥或给孕妇服用以预防婴儿惊厥；

③白细胞减少症；

④局部涂搽治疗痤疮、酒糟鼻、脂溢性湿疹等；

⑤治疗避孕药引起的精神抑郁；

⑥治疗智力发育迟滞；

⑦治疗腕管综合征。

1. 维生素 B_6 与雌激素

雌激素的转化产物可与维生素 B_6 竞争酶蛋白，从而促进维生素 B_6 的排泄，降低其疗效。

雌激素还可使色氨酸氧化活性增加，使色胺代谢中维生素 B_6 的需要量增大，因而导致体内维生素 B_6 的相对不足。

所以，维生素 B_6 不宜与雌激素合用。

2. 维生素 B_6 与青霉胺、左旋多巴

维生素 B_6 可与青霉胺、左旋多巴形成络合物而使排泄增加，且可拮抗左旋多巴的抗震颤作用。

所以，维生素 B_6 不宜与青霉胺、左旋多巴等药物同时应用。

3. 维生素 B_6 与氯霉素等药物

氯霉素、环丝氨酸、乙硫异烟胺、烟酸肼酞嗪、免疫抑制剂（包括肾上腺皮质激素、环磷酰胺、环孢素、异烟肼、青霉胺）等药物可拮抗维生素 B_6 或增加维生素 B_6 经肾排泄，引起贫血或周围神经炎。

所以，维生素 B_6 不宜与氯霉素、环丝氨酸、乙硫异烟胺等药物同时应用。

4. 维生素 B_6 与含鞣质的中药

含鞣质的中药如地榆与维生素 B_6 同服时，鞣质能与维生素 B_6 结合，产生鞣酸盐沉淀物，从而降低其疗效。

所以，含鞣质较多的中药及其复方制剂，均不宜与维生素 B_6 同服。

维生素 B_{12} 维生素 B_{12} 又称抗恶性贫血维生素、钴胺素。缺乏维生素 B_{12} 时会发生恶性贫血，人体对维生素 B_{12} 的需要量极少，每日注射 1 微克即可治疗此病。

1. 维生素 B_{12} 与降糖灵

降糖灵能抑制酶系统，与维生素 B_{12} 合用可使其吸收减少，降低疗效。

所以，维生素 B_{12} 与降糖灵应避免合用。

2. 维生素 B_{12} 与氯霉素、阿司匹林

氯霉素、阿司匹林都有可能减少维生素 B_{12} 的利用率，合用可抵消维生素 B_{12} 具有的抗贫血作用，使维生素 B_{12} 的疗效降低。

所以，维生素 B_{12} 不宜与氯霉素、阿司匹林等药物同时应用。

3. 维生素 B_{12} 与氧化剂或还原剂

维生素 B_{12} 在遇到氧化剂或还原剂的时候，可以使维生素 B_{12} 分解而失去疗效。

所以，维生素 B_{12} 不宜与氧化剂或还原剂同时应用。

4. 维生素 B_{12} 与氨基水杨酸

当维生素 B_{12} 与氨基水杨酸同时应用的时候，维生素 B_{12} 原有的功效会被减弱甚至失去疗效。

所以，维生素 B_{12} 不宜与氨基水杨酸同时应用。

5. 维生素 B_{12} 与维生素 C

维生素 B_{12} 与维生素 C 同时使用时，能使维生素 B_{12} 生物利用率下降，降低疗效。

所以，维生素 B_{12} 与维生素 C 一般不宜同时应用，同时需要这两种药物时，服药时间应间隔 2～3 小时。

6. 维生素 B_{12} 与抗惊厥药

氨基糖苷类抗生素、对氨基水杨酸类药物、苯巴比妥、苯妥英钠、扑

闲酮等抗惊厥药物可减少维生素 B_{12} 从肠道中的吸收，影响其功效。

所以，维生素 B_{12} 不宜与抗惊厥药同时应用。

十四、维生素 C

维生素 C 又称维生素丙、维生素丙、丙种维生素等。主要用于：

①维生素 C 缺乏病的预防及治疗；

②患急慢性传染病时，维生素 C 消耗量增加，应适当补充，以增强机体抵抗力。病后恢复期，创伤愈合不良者，也应适当补充维生素 C；

③克山病患者在发生心源性休克时，可用维生素 C 大剂量治疗；

④用于肝硬化、急性肝炎和砷、汞、铅、苯等慢性中毒时的肝脏损害；

⑤用于各种贫血、过敏性皮肤病、口疮、促进伤口愈合等。近年来，维生素 C 报道对感冒、某些癌症、高脂血症等均有一定作用，但临床疗效尚未能肯定。

1. 维生素 C 与苯丙胺

若将维生素 C 与苯丙胺联合应用，会使苯丙胺在酸性尿液中排泄加快，药效降低。

这是因为苯丙胺属碱性药物，而维生素 C 为酸性药物，能使尿液酸化。在酸性尿液中苯丙胺在肾小管的重吸收被降低，排泄加快，药效降低。

所以，维生素 C 等酸性药物不宜与苯丙胺同服。

2. 维生素 C 与氯丁醇

维生素 C 与止吐剂氯丁醇合用，可结合成无疗效的产物，影响疗效。所以，维生素 C 不宜与氯丁醇合用。

3. 维生素 C 与磺胺药

维生素 C 为一种酸性药物，可使尿液酸化，pH 值下降，若与磺胺药（如复方新诺明等）合用，可使后者解离度变小，有引起结晶尿的可能，导致肾脏损害。

所以，维生素 C 不宜与磺胺药同时应用。如病情需要同用，可间隔 2 小时服药。

4. 维生素 C 与红霉素

红霉素在酸性条件下呈解离型，不易吸收，而且排泄快，在胃肠道中不稳定，易被破坏，而维生素 C 为酸性药物，合用可使红霉素疗效降低。

所以，维生素 C 不宜与红霉素同时应用。

5. 维生素 C 与氢氧化铝

凝胶氢氧化铝凝胶的吸附作用能使维生素 C 的吸收减少，疗效降低。

所以，维生素 C 忌与氢氧化铝凝胶合用。

6. 维生素 C 与氨茶碱

氨茶碱是碱性药物，与酸性药物维生素 C 合用，会因酸碱中和而降低彼此疗效。

所以，维生素 C 不宜与氨茶碱同时应用。

7. 维生素 C 与石蒜碱

实验证明，大剂量维生素 C 能增强石蒜碱的毒性，所以石蒜碱忌与大剂量维生素 C 合用。

8. 维生素 C 与阿司匹林、四环素

阿司匹林和四环素能减少血小板、白细胞及血浆内维生素 C 的含量，增加尿中维生素 C 的排泄量，减弱维生素 C 的作用。

所以，维生素 C 不宜与阿司匹林、四环素等药物同时应用。

9. 维生素 C 与含甙成分的中药

维生素 C 是酸性药物，甙类在酸性过强的条件下（如维生素 C 加胃酸）有可能使甙分解成甙元和糖，从而影响疗效。

所以，凡含甙类成分的中药如黄芩、人参、龙胆草、砂仁、远志、柴胡等均不宜与维生素 C 同服。

10. 维生素 C 与龙胆泻肝丸

龙胆泻肝丸含有各种甙类，如龙胆苦甙、柴胡皂甙、黄芩甙等，如与维生素 C 合用，在维生素 C 和胃酸的强酸条件下，可引起龙胆泻肝丸中的各种甙类分解，降低其的疗效。

所以，维生素 C 不宜与龙胆泻肝丸同时应用。

十五、维生素 D

维生素 D 又称维生素丁、骨化醇、钙化醇等。维生素 D 可促进钙、磷在肠道内的吸收，使血钙、血磷浓度增加，有利于钙、磷在骨中沉着，促进骨代谢，有利于骨的钙化。当维生素 D 缺乏时，可引起小儿佝偻症、婴儿手足抽搐、成人及老年人骨质软化。一般常与钙同服，治疗小儿软骨病，用于中老年人骨质疏松以及骨折的辅助治疗。本品对牙齿的发育也有密切的关系，维生素 D 缺乏病患者一般兼有龋齿，可用本品防治。

1. 维生素 D 与液状石蜡

维生素 D 若与液状石蜡合用，维生素 D 易被溶解于液状石蜡中，造成人体无法吸收，降低血药浓度而使疗效减弱。

所以，维生素 D 不宜与液状石蜡同时应用。如临床需要，则可先服维生素 D，2 小时后再服液状石蜡。

2. 维生素 D 与苯巴比妥、苯妥英钠

苯巴比妥和苯妥英钠等药物均有酶诱导作用，能使维生素 D 代谢率提高，从而影响钙的平衡，故应避免同服。

3. 维生素 D 与消胆胺

消胆胺是阴性离子树脂，对维生素 D 有干扰作用，合用会使其疗效减弱。

所以，维生素 D 不宜与消胆胺同时应用。

4. 维生素 D 与新霉素

新霉素可减少维生素 D 的吸收，降低维生素 D 原有的疗效。所以，维生素 D 不宜与新霉素同时应用。

十六、复方降压片

复方降压片又称复降片，用于高血压的治疗。胃及十二指肠溃疡患者忌用。用药期间如发生明显抑郁症状，即应减量或停药。

1. 复方降压片与多塞平

若将复方降压片与多塞平合用，既会减弱复方降压片的降压作用，又会降低多塞平的抗忧郁作用。

多塞平属三环类抗忧郁药，它阻碍了肾上腺素交感神经末梢的去甲肾上腺素的再摄取，使受体区域去甲肾上腺素浓度升高，使中枢神经兴奋，缓和抑郁并促进升压。复方降压片中含利血平等多种降压药，它能妨碍递质回到囊泡，阻止多巴胺进入囊泡，使去甲肾上腺素不能合成，并使贮存在囊泡中的递质漏出而被单胺氧化酶破坏使递质耗竭，结果使末梢血管扩张、张力降低、血压下降，中枢交感神经末梢的去甲肾上腺素减少，从而出现镇静抑郁状态。利舍平具安定作用，这与多塞平的作用相互拮抗。

所以，复方降压片与多塞平不应合用，如有需要，可采用罗布麻、野菊花、钩藤、桑寄生等中草药代替复方降压片。

2. 复方降压片与优降宁

复方降压片不宜与优降宁联用，因二者降压机理拮抗。如二者联用，不仅不能降压，反而可能使血压升高。

3. 复方降压片与中药药酒

中药药酒一般不宜与具有血管扩张作用的降压西药如复方降压片、胍乙啶、苯甲胍等联用。

主要因为药酒中的乙醇可扩张血管，二者作用协同，有可能加重直立性低血压。

十七、醋硝香豆素

醋硝香豆素又称新抗凝、心得隆、辛得隆、硝苄香豆素等。一般用于防治血栓栓塞性疾病，可防止血栓形成与发展，如治疗血栓栓塞性静脉炎，降低肺栓塞的发病率和死亡率，减少外科大手术、风湿性心脏病、髋关节固定术、人工置换心脏瓣膜手术等的静脉血栓发生率；心肌梗死的辅助用药。有胃肠刺激、皮炎、荨麻疹和脱发等不良反应。

1. 醋硝香豆素与阿司匹林

醋硝香豆素若与阿司匹林合用，会加强抗凝血作用，增加出血倾向。

醋硝香豆素为双香豆素类抗凝药，化学结构与维生素 K 相似，能与维生素 K 竞争性地与肝中的有关酶结合，抑制酶的活性，以致酶催化 Ⅱ、Ⅶ、Ⅸ、Ⅹ 等因子的形成受到抑制而起抗凝血作用。阿司匹林能抑制 TXA2（血小板凝集素）的合成，TXA2 对血小板有较强的聚集作用，并使血管收缩，引起血栓，阿司匹林抑制了 TXA2 的合成，故可预防血栓形成。但是，阿司匹林也可使口服抗凝血药从蛋白结合型中游离出来，增加游离型的浓度，使抗凝血作用增强，两者合用，增加出血倾向。

所以，醋硝香豆素不宜与阿司匹林联合应用。

2. 醋硝香豆素与水合氯醛

若将醋硝香豆素与水合氯醛合用，会影响醋硝香豆素的抗凝血作用。

这是因为醋硝香豆素为抗凝血药，用于预防血栓形成；水合氯醛为镇静催眠药。两者合用，水合氯醛能竞争性地与血浆蛋白结合，使醋硝香豆素从蛋白结合型中游离出来，增加醋硝香豆素的吸收，使抗凝血作用加强；另一方面，水合氯醛能增加肝中微粒体酶的活性，使药酶对醋硝香豆素的代谢加快而降低凝血作用，故作用情况较复杂，两药合用时应经常检查凝血的时间。

3. 醋硝香豆素与氯霉素

醋硝香豆素与氯霉素合用，会使醋硝香豆素的抗凝血作用增强，以致引起出血现象，如出现血尿、便血、皮下淤血、紫癜等症状。

这是因为氯霉素能抑制肝微粒体酶的活性，从而降低了口服抗凝血药的代谢，延长醋硝香豆素的半衰期，增加其血药浓度。此外，氯霉素还能抑制肠道内杂菌的发育，阻碍其参与维生素 K 的生物合成，这样也减少了凝血酶原的合成（合成时需维生素 K 参与），故两药合用时，醋硝香豆素的抗凝血作用明显提高，易导致出血现象。

所以，醋硝香豆素与氯霉素两药不宜合服，如需合用，应根据测定的凝血的时间，调整醋硝香豆素剂量。

十八、双香豆素

双香豆素又称败坏翘摇素。主要用于防治血栓栓塞性疾病，可防止血栓形成与发展，如治疗血栓栓塞性静脉炎，降低肺栓塞的发病率和死亡率，减少外科大手术、风湿性心脏病、髋关节固定术、人工置换心脏瓣膜手术等的静脉血栓发生率；心肌梗死的辅助用药。

1. 双香豆素与氯贝丁酯

若将双香豆素与氯贝丁酯合用，会增加抗凝血作用。

氯贝丁酯由于减少环磷酸腺苷（cAMP）量，提高胆蛋白酯酶活性，使血中极低密度脂蛋白及三酰甘油增加，且 cAMP 减少脂肪组织释放游离脂肪酸，血中游离脂肪酸下降使肝细胞中极低密度脂蛋白的合成及分泌减少。氯贝丁酯亦能抑制胆固醇的合成和分泌，增加胆固醇排泄但作用较差，主要用于Ⅲ、Ⅳ和Ⅴ型高脂蛋白症。此外，氯贝丁酯还能抑制血小板聚集，故亦有抗凝血作用。氯贝丁酯能抑制肝中药物代谢酶的作用，使双香豆素的半衰期延长，使抗凝血作用增强。它还能竞争性地与血浆蛋白结合，使双香豆素游离出来，增强其作用，从而，使抗凝血作用增强。

所以，双香豆素不宜与氯贝丁酯联合应用。

2. 双香豆素与甲苯磺丁脲

若将双香豆素与甲苯磺丁脲同服，会增强降血糖作用，可发生低血糖，也可引起出血。

这是因为甲苯磺丁脲的血浆蛋白结合率较强，可以置换已与血浆蛋白结合的双香豆素，从而升高了游离双香豆素的血药浓度，更多地抑制凝血酶原和凝血因子Ⅶ、Ⅸ、Ⅹ在肝中的合成，加强抗凝血作用。另外，双香豆素有酶抑制作用，抑制甲苯磺丁脲的代谢，使其半衰期延长，从而加强它的降血糖作用。

所以，双香豆素与甲苯磺丁脲应避免合用。

十九、肝素

肝素又称肝素钠、肝磷脂等，主要用于防治血栓形成和栓塞，如心肌梗死、肺栓塞、血栓性静脉炎及术后血栓形成等；治疗各种原因引起的弥散性血管内凝血（DIC），如细菌性脓毒血症、胎盘早期剥离、恶性肿瘤细胞溶解所致的 DIC，早期应用可防止纤维蛋白和凝血因数的消耗；其他体内外抗凝血，如心导管检查、心脏手术体外循环、血液透析等。

1. 肝素与葡萄糖

若将肝素与葡萄糖合用，会使肝素部分失效。

这是因为 5% 葡萄糖注射液的 pH 值为 3.2 ~ 5.5，葡萄糖盐水注射液 pH 值为 3.5 ~ 5.5，均低于 6，肝素在溶液 pH 值低于 6 时会很快失效，不宜长期滴注。0.9% 氯化钠注射液 pH 值为 4.5 ~ 7.0，肝素可加入 0.9% 氯化钠注射液或 pH 值在 6 以上的输液中静滴。

所以，肝素不宜与葡萄糖联合应用。

2. 肝素与潘生丁

若将肝素与潘生丁合用，将会引起出血倾向。

这是因为肝素在体内外都能延长凝血时间，对凝血的各个环节均有影响，如小剂量能抑制凝血质的形成，也能对抗已形成的凝血质，又能妨碍凝血酶原变为凝血酶，产生抗凝血作用，并能阻止血小板的凝集和破坏，为常用的抗凝血药。潘生丁有降低血小板黏聚，阻止血栓形成的作用，与肝素合用会增强肝素抗凝作用，引起出血倾向。

所以，肝素与潘生丁不宜合用。如需合用，每次注射前应测定凝血时间以调节剂量，并密切观察。

二十、华法林

华法林又称苄丙酮香豆素钠、华法令钠、华福灵、苄酮香豆素钠、华法林钠、华法令、苄丙酮香豆素等。其主要用于防治血栓性疾病，可防止血栓形成与发展，如治疗血栓性静脉炎，降低肺栓塞的发病率和死亡率，减少外科大手术、风湿性心脏病、髋关节固定术、人工置换心脏瓣膜手术等的静脉血栓发生率；心肌梗死的辅助用药。

1. 华法林与对氨基水杨酸钠

华法林若与对氨基水杨酸钠同时使用，能使抗凝血作用叠加而引起肠道出血倾向发生。

血液凝固过程是一个完善而极复杂的连锁反应，需要凝血酶原、Ca^{2+}等的参与。口服抗凝血药的作用在于能抑制凝血酶原的合成。临床上多用于防治各种血栓（如静脉、动脉、肺、冠状动脉血栓等）及伴心肌梗死的血栓症，也用于心血管手术，近年来也用于牛皮癣的治疗。对氨基水杨酸钠能抑制肝脏中凝血酶原的生成，如与口服抗凝血药合用，抗凝血作用相加会出现出血倾向。

所以，华法林与对氨基水杨酸钠不宜合用，如联用必须减少华法林剂量，并测定凝血的时间。

2. 华法林与磺胺药

华法林若与磺胺药物合用，其抗凝血作用大大增强，可引起出血倾向，并可能产生恶心、呕吐、腹泻等毒副作用。

这是因为磺胺药能阻碍肠内杂菌的发育，使维生素 K 的生物合成减少，因而肝脏内凝血酶原的产生受到抑制。华法林口服从肠道吸收后大部分（98%~99%）与血浆蛋白结合（无药理作用），游离型（有药理作用）很少（1%~2%），当合用磺胺药物后，由于其与蛋白结合力强，使华法林从血浆蛋白结合部位被驱出，导致游离型血药浓度急剧增加，使肝凝血酶原生成受到抑制，这两方面的作用能使抗凝血作用大大增强，出现出血倾向。

所以，华法林不宜与磺胺药联合应用。

二十一、胃舒平

胃舒平又称复方氢氧化铝，白色无晶形粉末；无臭，无味，在水或乙醇中不溶，在稀无机酸或氢氧化钠溶液中溶解，有抗酸、吸着、局部止血、保护溃疡面等作用，效力较弱，缓慢而持久。其能引起便秘，严重时甚至可引起肠梗阻，主要用于胃酸过多、胃及十二指肠溃疡、反流性食管炎及上消化道出血等。

1. 胃舒平与多酶片

若将胃舒平与多酶片合用，会使多酶片的消化酶作用部分受到减弱，影响疗效。

消化酶是胃肠消化腺分泌的酶，有促进食物消化的作用。当消化腺机能不足、消化障碍时，用消化酶内服以治疗消化不良。多酶片为多种消化酶的复合制剂，含胃蛋白酶、淀粉酶、胰酶等，其中胃蛋白酶能使凝固的蛋白质分解。淀粉酶在微酸性时分解淀粉的活力最强，仅胰酶对蛋白质分解、淀粉转化及消化脂肪的效力以中性或微碱性时最好，故常制成肠溶片内服。胃舒平是复方碱性制剂，口服能中和胃酸使胃液 pH 值升高，影响了多酶片的活性。

所以，胃舒平与多酶片不宜同时服用，可在消化酶治疗结束后，再服抗酸药物。

2. 胃舒平与含有机酸的中成药

胃舒平为弱碱性西药，能缓冲或中和胃内容物的酸度。保和丸、大山楂丸、香砂平胃丸中的山楂、陈皮、枳实等含有有机酸成分较多，为酸性制剂。与胃舒平等合用，因酸碱中和，易降低或失去胃舒平等的作用。

所以，胃舒平不宜与含有机酸的中成药联合应用。

3. 胃舒平与丹参

丹参片或复方丹参片中的主要成分为丹参，丹参主要含有丹参酮、丹参酚，其分子结构上的羟基氧、酮基氢可提供孤对电子给抗酸药金属离子的空轨道，产生络合物，降低复方丹参片的利用率，影响疗效。

所以，丹参及复方丹参片不宜与胃舒平合用。

二十二、胃蛋白酶

胃蛋白酶又称百布圣、蛋白酵素、的青酶、胃液素等，常用于因食用蛋白性食物过多所致消化不良、病后恢复期消化功能减退以及慢性萎缩性胃炎、胃癌、恶性贫血所致的胃蛋白酶缺乏。

1. **胃蛋白酶与硫糖铝**

胃蛋白酶、多酶片等均与硫糖铝的药理作用相拮抗，合用可彼此降低疗效。

所以，胃蛋白酶不宜与硫糖铝联合应用。

2. **胃蛋白酶与碳酸氢钠、健胃片**

胃蛋白酶与碳酸氢钠、健胃片等碱性药物合用，会使胃内 pH 值升高，当其 pH > 5 时，可导致胃蛋白酶失效。

所以，胃蛋白酶不宜与碳酸氢钠、健胃片等碱性药物联合应用。

3. **胃蛋白酶与胃舒平**

若将胃蛋白酶与胃舒平联合应用，会降低胃蛋白酶的消化活力。

这是因为胃蛋白酶合剂含有胃蛋白酶、稀盐酸、甘油等，可使凝固蛋白分解，用于消化蛋白质。而胃舒平含有干燥氢氧化铝凝胶、三硅酸镁、颠茄浸膏，呈碱性，且有抑制胃酸分泌的作用。胃蛋白酶在 pH 值为 2 左右的环境中活性最大，在 pH 值为 6.2 时开始失去活性，在 pH 值为 8 以上完全失去活性，故胃蛋白酶与胃舒平等碱性药物合用，可降低胃蛋白酶消化蛋白的作用。

所以，胃蛋白酶与胃舒平不可合用。

4. **胃蛋白酶与胰酶片、淀粉酶片**

胰酶片在 pH 值为 6.8 ~ 7.5 时活性强，淀粉酶片在 pH 值为 6.8 时作用最强，而胃蛋白酶在 pH 值为 1.5 ~ 2.5 时活性强，因此服胰酶片及淀粉酶片应配以碳酸氢钠，提高 pH 值以提高疗效。和胃蛋白酶同服将使疗效明显降低。

所以，胃蛋白酶不宜与胰酶片、淀粉酶片等联合应用。

5. **胃蛋白酶与含大黄的中成药**

胃蛋白酶与清宁片、解暑片、麻仁丸、牛黄解毒丸等含大黄的中成药同服，大黄粉可通过吸附或结合的方式抑制胃蛋白酶的消化作用。

所以，胃蛋白酶不宜与含大黄的中成药联合应用。

6. 胃蛋白酶与含生物碱的中药

黄连、黄柏、附子、川乌、麻黄、元胡等含有生物碱的中药及其中成药制剂，不宜与酶制剂如胃蛋白酶、胰酶、淀粉酶等联用，两者合用可产生沉淀反应，使药效降低。

所以，胃蛋白酶不宜与含生物碱的中药及其中成药制剂联合应用。

7. 胃蛋白酶与含鞣质的中成药

胃蛋白酶若与含有鞣质的中成药四季青片、虎杖浸膏片、感冒宁片、复方千日红片、肠风槐角丸、肠连丸、紫金粉、舒痔丸、七厘散等同服，含有鞣质的中成药可使胃蛋白酶灭活而影响其吸收，降低胃蛋白酶的疗效。

所以，胃蛋白酶不宜与含鞣质的中成药联合应用。

8. 胃蛋白酶与含雄黄的中药

含雄黄的中成药如六神丸、牛黄解毒丸等为含砷的化合物，其化学成分是硫化砷。砷可与胃蛋白酶、氨基酸分子结构上的酸性基团形成不溶性沉淀而抑制酶活性，降低其生物利用率，减低疗效。

所以，胃蛋白酶不宜与含雄黄的中药并用，以免抑制胃蛋白酶的活性，降低其生物利用率，从而减低疗效。

二十三、卡尼丁

卡尼丁又称康胃素、DL盐酸肉毒碱、肉毒碱等。其主治消化器官功能失调引起的腹部胀满、恶心、嗳气、胃灼热症；老年性消化功能不良合并症；妊娠引起的胃肠功能障碍及婴儿、儿童厌食症；胃酸缺乏症；消化不良、食欲减退、慢性胃炎，对高脂血症也有一定的疗效。

1. 卡尼丁与碱性药物

卡尼丁与碱性药物如氨茶碱、普鲁卡因、碳酸氢钠等合用，可使卡尼丁的疗效降低。

所以，卡尼丁不宜与碱性药物联合应用。

2. 卡尼丁与心得安、利多卡因

卡尼丁可减少肝脏血流量，因而与抗心律失常药心得安、利多卡因等代谢受肝血流量影响大的药物合用时，可延缓这些药物的作用。

所以，康胃素不宜与心得安、利多卡因等抗心律失常药联合应用。

二十四、碳酸氢钠

碳酸氢钠又称苏打、酸式碳酸钠、小苏打、重碳酸钠等。主要用于：

①中和胃酸；

②与磺胺类药物同服，可防止磺胺在尿中析出结晶；

③静脉给予5%溶液，用于治疗代谢性酸中毒；

④妇科用4%溶液冲洗阴道或坐浴，可抑制真菌繁殖，用于真菌性阴道炎。3%溶液用于滴耳，有软化耵聍的作用。

1. 碳酸氢钠与维生素C

若将碳酸氢钠与维生素C合用，维生素C易被氧化而破坏，降低疗效。

这是因为碳酸氢钠及氨茶碱为碱性药物，维生素C（即抗坏血酸）为酸性药物，其水溶液不稳定，在空气中易被氧化失效，在碱性溶液中更易被破坏，维生素C极易氧化而脱去两个氢原子，形成脱氢维生素C。这种化合物很不稳定，易水解，并进一步氧化成太罗酸和草酸，失去原来的药理作用。

所以，碳酸氢钠不宜与维生素C联合应用。

2. 碳酸氢钠与胃蛋白酶

胃蛋白酶为酸性药物，碱性药物碳酸氢钠、碳酸钙、氢氧化铝等与之合用，会因发生中和反应而彼此降低疗效。

所以，

碳酸氢钠不宜与胃蛋白酶联合应用。

3. 碳酸氢钠与四环素、土霉素

四环素、土霉素等抗菌类药物均能使碳酸氢钠的解离度下降，吸收率降低。

所以，碳酸氢钠不宜与四环素、土霉素等抗菌类药物联合应用。

4. 碳酸氢钠与苯丙胺

碳酸氢钠可碱化尿液，当其pH值从5升高到8时，苯丙胺的半衰期可延长2倍，而肾小管吸收功能增强，因苯丙胺有兴奋作用，会出现白天用药晚上难以入睡的现象。

所以，碳酸氢钠不宜与弱碱性药物苯丙胺联合应用。

5. 碳酸氢钠与含酸性成分的中药

含有酸性成分的中药如山楂、五味子、乌梅、山茱萸等，含丰富的缬草酸、枸橼酸、苹果酸、酒石酸，这些有机酸的酸性均比醋酸强，其煎液制剂经体内代谢后都能使尿液酸性增加。治疗消化性溃疡的制酸药如碳酸氢钠等均呈碱性，与含有酸性成分的中药合用会发生酸碱中和反应而影响其疗效。

所以，碳酸氢钠不宜与含酸性成分的中药联合应用。

6. 碳酸氢钠与含鞣质的中药及其制剂

碳酸氢钠与含鞣质的中药及其制剂如五倍子、虎杖片、四季青片等同服，会引起碳酸氢钠分解而失效。

所以，碳酸氢钠不宜与含鞣质的中药及其制剂联合应用。

第四篇　好食物，好医药

菠菜——著名的补血食物

【药效】

菠菜含有极丰富的铁元素，经常食用可以治疗缺铁性贫血。女性在生理期特别适合食用菠菜。

菠菜含有丰富的胡萝卜素和钾元素，经常食用可以维持血压平衡，预防多种癌症和心脏病。

菠菜中所含的酶对胃和胰腺的分泌功能可以起到良好作用，因此胃肠失调、呼吸道和肺部疾病患者多食菠菜，好处极多。

菠菜利五脏，通血脉，能够促进生长发育，增强抗病能力，是糖尿病、高血压病人的良好食物。

菠菜能够止渴润肠，下气调中，对便秘、痔疮病人非常有效。

菠菜富含抗氧化剂，可用来防止心力衰退。

菠菜较冷滑，肠胃虚寒或经常腹泻的人，不宜大量食用。

菠菜富含草酸，草酸进入人体后，极易与钙结合生成不溶性草酸钙。因而尿路结石病人不宜吃菠菜，因为他们尿中的草酸钙本身已处于过饱和状态，若再食，就可能加重病情。

长期、大量食用菠菜，有关节病变的可能。

孕妇不宜多吃菠菜，因为菠菜中的草酸对锌、钙有着不可低估的破坏作用，孕妇食用对胎儿不利。

不可与豆腐同食，以防引起结石症；也不宜炒猪肝。

【菠菜简介】

菠菜又叫波斯菜、赤根菜，一般认为起源于波斯或邻近的西南亚地区，是藜科中高营养的叶类蔬菜之一，也是富含维生素和矿物质的黄绿色蔬菜。《本草纲目》中认为，食用菠菜可以"通血脉，开胸膈，下气调中，止咳润燥"。

【营养价值】

菠菜中蛋白质与热量的比例几乎与奶油、干酪相同，500 克菠菜所含蛋白质相当于两个鸡蛋的蛋白质含量，因此，多吃菠菜可为人体提供所需的蛋白质。

菠菜含水量高（90% ~ 93%），而热量低，是镁、铁、钾和维生素 A 的优质来源，也是钙和维生素 C 的上等来源，其所含的磷、锌、泛酸和维生素 B_6 也较为丰富。

菠菜的含钙量超过含磷量两倍，因此，吃菠菜可以弥补某些含磷量比含钙量多的食品的缺陷，如鸡蛋、鱼、豆类、肉、坚果和海产品等。这是因为，为确保钙、磷两种必要元素的适当利用，每天摄取的钙和磷的量应保持平衡。

【食用方法】

用水清洗干净，切成小段，直接生吃；也可用热水烫一下捞出，再配其他蔬菜、肉、蛋等一起烹调。

【挑选方法】

绿叶蔬菜是否新鲜在很大程度上会影响它的味道和营养价值，因此要选择叶片颜色深绿而有光泽、叶应充分舒展的菠菜。

蔬菜的根部是否新鲜水灵也是需要注意的重点之一。如果叶片变黄、变黑、变软、萎缩，而且茎秆受损，这样的蔬菜最好不要买。

【储存方法】

因为维生素 C 会随着时间流逝，所以购买菠菜后应尽早食用。

为了防止其干燥，应该用湿纸包好装入塑料袋或用保鲜膜包好放入冰箱，一般在 2 天之内食用可以保证菠菜的新鲜。

【注意事项】

菠菜含有丰富的维生素 C，但烹煮不当可破坏维生素 C 含量的一半，所以应尽量缩短烹调时间。菠菜中大量矿物质和维生素可渗出到煮菠菜的水中，因此，煮菠菜时应少放水，而且应尽量把煮的汤汁一起喝掉。

【推荐食谱】

菠菜鸭血汤

原料：

鲜菠菜 500 克、鸭血 250 克、枸杞 8 颗。

做法：

1. 将鲜菠菜洗净，切段；鸭血洗净，切片，待用。

2. 砂锅内放适量高汤，下鸭血、枸杞炖煮，将熟时，放入菠菜，调味后再煮片刻，即成。

注意：

菠菜最好在沸水中先焯 1 分钟，除去其中的草酸，再放在汤里与蛋白质食品同煮。

功效：

菠菜营养价值很高，可预防便秘，水焯后加芝麻油调配便有较好的作用。但是对一些肠胃虚弱、身体瘦弱的人来说，单吃菠菜并不能获得良好效果。鸭血是铁含量最丰富的食物，蛋白质含量高，而且具有清洁血液的能力，与菠菜搭配，可增强其营养和保健效果。

油菜——打击高血脂的高手

【药效】

油菜能降低血脂。油菜是低脂肪蔬菜，每 100 克油菜中仅含脂肪 0.3 克，但却富含膳食纤维，它能与人体内的胆酸盐和食物中的胆固醇及甘油三酯结合，并从粪便中排出，从而减少人体对脂肪的吸收，起到降低血脂的作用。

油菜具有清热解毒、消肿止痛的功效，能够增强肝脏的排毒机制，对皮肤疮疖、乳痈等症具有治疗作用，而且在春天还可预防口角炎、口腔溃疡及牙龈出血等疾病。

油菜中丰富的维生素具有止咳化痰的功效。

油菜中含有丰富的铁，经常进食油菜，可以补充身体所缺的铁。

油菜可治疗感冒。油菜性凉，因此对治疗外感风热引起的感冒很有帮助。

油菜有促进血液循环、散血消肿的作用。孕妇产后淤血腹痛、丹毒、肿痛脓疮者可通过食用油菜来辅助治疗。

油菜中还含有能促进眼睛视紫质合成的物质，能起到明目的作用。

【禁忌】

系统性红斑狼疮是一种比较可怕的病。对于患了这种病的朋友来说，最好不吃或尽量少吃具有增强光敏感作用的食物，油菜就是其中之一，如果吃了，也应避免阳光照射，以免对疾病康复不利。

日光性皮炎患者在进食油菜的时候要当心了，由于油菜是感光性食物，它会在人体内分解出一种感光性物质，导致患者出现局部皮肤瘙痒、灼热感、水肿、淤斑或水疱等症状。

油菜含钾丰富，对高血压病人很有益处，不仅能保护心肌细胞，还能缓解吃钠太多引起的不良后果。但高血压并发肾功能不全时，则不宜吃含钾多的食物，否则会因少尿而引起体内钾积蓄过多，导致心律紊乱以致心脏骤停。

油菜看起来并不起眼，却有抑制黑色素生长、促进肌肤美白的作用。

油菜对痤疮也有一定的疗效。您可以试试油菜白米粥。具体做法为：取白米50克，适量油菜洗净切段，然后将白米煮粥，半熟时放入油菜一同熬烂，每日清晨作为早餐进食。

【油菜简介】

油菜是十字花科的植物，颜色深绿，帮如白菜。据专家测定，油菜中含多种营养素，所含的维生素C比大白菜高1倍多，其营养素含量及食疗价值可称得上蔬菜中的佼佼者。

【营养价值】

油菜中含有丰富的钙、铁、维生素C、胡萝卜素。能够润滑胃部，通郁治气，利大小便。

【功效】

美容。维持生长的重要营养源，对于抵御皮肤过度角化大有裨益。

【食用方法】

一般人都可食用油菜。食用油菜要现做现切，并用旺火爆炒，这样既可保持鲜脆，又可使其营养成分不被破坏。

炖汤时，可放几片油菜，这样不仅会让您的汤营养加倍，还会使汤的味道更加鲜美。

吃剩的熟油菜过夜后就不要再吃，以免造成亚硝酸盐沉积，引发癌症。

【挑选方法】

选择油菜时要选择茎结实、鲜脆、无伤痕的。

新鲜的油菜叶应为深绿色，千万别买叶子已经变黄的油菜，因为这样的油菜已经老了，维生素有所流失。

【储存方法】

储存油菜前最好用保鲜膜包起来，这样既可保湿又可避免过于潮湿而腐烂，然后将根部朝下，直立摆放在冰箱的蔬果保鲜盒内。

【食物相克】

油菜 + 黄瓜、南瓜 = 破坏维生素 C

【推荐食谱】

香菇油菜

原料：

油菜 500 克，香菇 10 朵，高汤半碗，盐、糖、水淀粉、味精各适量。

做法：

1. 油菜洗净切段，香菇浸软去蒂一切为二。

2. 炒锅入油，先放入香菇炒香，再放入油菜、盐、糖、味精，放入高汤加盖焖 2 分钟，淋水淀粉勾芡装盘。

功效：

这道菜可充分发挥油菜降脂、抗衰、补血的作用，另外，对改善便秘也有一定效果。

二冬油菜

原料：

油菜 300 克，冬菇 50 克，冬笋片 50 克，料酒、味精、精盐、酱油、白糖、葱、姜、水淀粉、豆油、麻油、豆芽汤适量。

做法：

1. 将冬菇去杂洗净。再将油菜洗净，并从中间片开，切成 3 厘米长，10 厘米宽的片。

2. 炒锅放油烧至六成热时，放入冬菇、冬笋，待浮起后捞出，油菜倒入沸水锅中焯透捞出。葱、姜切末备用。

3. 锅中留少量底油，下葱、姜末炸锅，随即加入料酒、精盐、酱油、白糖、冬菇、冬笋、油菜煸炒，再加入味精、豆芽汤，烧沸后用水淀粉勾稀芡，淋入麻油即可出锅。

功效：

油菜具有清热解毒、补中润燥的作用；冬笋有益气和中、清热化痰的作用；冬菇能补气强身、益胃助食，并有降胆固醇、抗癌和预防肝脏疾病和肠胃道溃疡的作用。三种食物放在一起烹饪，能补气健脾，助消化，对年老体虚、久病气虚、少气乏力、食欲不振以及高胆固醇、肝炎、肠胃道溃疡等患者可作为保健食疗菜肴使用，同时它也是促进青少年增智长身体的好菜肴。

花菜——防癌抗癌的好蔬菜

【药效】

花菜中含有的维生素 C 是芹菜的 15 倍，西红柿的 8 倍，大白菜的 4 倍。花菜具有抗癌的效用。在防癌抗癌的斗争中，花菜能发挥极大的作用，尤其是在防治胃癌、乳腺癌方面效果尤佳。

花菜中所含的异硫氰酯衍生体具有杀死白血病细胞的效用，有望为治疗白血病提供一种新的方法。

多吃花菜不但有利于人的生长发育，更重要的是，它能够提高人体的免疫功能，促进肝脏解毒，提高机体抗病能力。

花菜是糖尿病及减肥族的佳肴。花菜所含卡路里非常低，不仅适合糖尿病人食用，更适合减肥一族食用。

痛风病人都知道应多吃素少吃荤，但事实上有些"素"痛风病人也是不宜多吃的。花菜就是其中之一，花菜中嘌呤含量较高，甚至与猪肉、牛肉、羊肉等食物不相上下，对痛风患者相当不利。

花菜含磷很高，每 100 克中就有 32.67 毫克磷，所以多吃花菜会在肠中产生气体，生吃更是如此。

【禁忌】

皮肤出现了黑色素要多进食富含维生素 C 和维生素 E 的食物，花菜中这些成分很丰富，多吃花菜不仅可抑制黑色素的形成，还可以使沉着的色素减少或消失，一举两得。

有的人的皮肤受到一点小小的碰撞或伤害就会变得青一块紫一块，这是因为体内缺乏维生 K 的缘故。补充维生素 K 的最佳方法就是多吃花菜，它会使您的血管壁加厚、加强，不容易破裂。

【花菜简介】

花菜又叫菜花、花椰菜、球花甘蓝，是甘蓝的一种。古代西方人将具有爽喉、开音、止咳、润肺功效的花菜，推崇为"天赐的良医""穷人的医生"。在 18 世纪，欧洲一位内科医师布哈尔夫将蜂蜜调入煮熟了的花菜嫩茎叶汁中治咳嗽和肺结核病，当时此药享誉医药界，被称为布哈尔夫糖浆。现代科学研究，花菜对癌症抑制率为 92.8%，在蔬菜中排列第四位。

【营养价值】

花菜含有较多的维生素 A、维生素 B、维生素 C、胡萝卜素以及钙、磷、铁等矿物质。由于其具有明显的抗癌防癌作用，美国防癌协会要求美国人民在日常食谱中须增加花菜等十字科的蔬菜，以减少肺、胃、直肠、结肠等癌症的发病率。

【食用方法】

花菜虽然营养丰富，但其表面经常有农药残留，而且还容易生菜虫，为了保证吃到干净的花菜，在吃之前可将花菜放在盐水里浸泡几分钟，这样不仅能够去除残留的农药，而且菜虫也会自己跑出来。

【功效】

美容。西班牙的一项最新研究表明，蒸食花菜是食用花菜的最佳方式。因为这样可保持花菜内的抗氧化剂不被破坏。另外，将花菜切成小片，用沸水焯一下，再加香油、味精、食盐拌匀，食用可解酒。

【挑选方法】

在挑选花菜时，首先要看它的颜色，只有花菜看起来赏心悦目，才够新鲜。

不要买带有黄花的花菜，因为它们已经过了最佳食用期。

只有那些植株为深绿色，花篮绿色，并略有深紫色的花菜，营养才更丰富。

【储存方法】

储存花菜最简单的方法就是把它装在塑料袋里，放入冰箱的保鲜盒内保存，但不要超过 5 天，否则维生素会流失。

注意在储存花菜前，不要给它们"洗澡"，这会加快它腐烂的速度。

【食物相克】

花菜 + 黄瓜 = 破坏维生素 C

【推荐食谱】

番茄花菜

原料：

花菜 200 克，番茄 1 个，葱花、姜末、食盐、白糖、味精适量。

做法：

1. 将番茄用开水烫一下，去皮切丁；将花菜洗净后掰成小块，用开水焯一下；

2. 炒锅放油，放入葱花、姜末煸炒出香味，然后将花菜、番茄一同放入，加白糖、盐、味精炒熟即可出锅。

功效：

花菜卡路里非常低，而西红柿中又含丰富的果酸，所以这两种蔬菜都有减肥的功效，因此这道番茄菜花正是减肥者比较钟情的菜肴。

芹菜——天然的降压药

【药效】

芹菜中营养丰富，药用价值较高，含有丰富的维生素 C、铁以及植物纤维素等，其中植物纤维素具有通便的效用，对产后造成的便秘很有效。

芹菜性味清凉，是天然的降压药，这是因为芹菜中含有一种叫做"苯丙"的物质，这种物质能使血管膨胀，从而达到降压的效果。

芹菜的钙、磷含量较高，既有一定的镇静和保护血管的作用，又可增强骨骼，预防软骨症。

芹菜富含矿物质元素，处于生长发育期的儿童以及孕妇、正在哺乳期的女性朋友，多吃芹菜可增加体内的钙和铁。

芹菜中含有大量纤维素，有较强的清肠作用，能吸走肠内水分和杂质，并把有害于人体的物质甚至是致癌物质排出体外。因此，芹菜既可作为减肥、美容的圣品，又可用来预防大肠癌。

【禁忌】

据营养学家的测试，芹菜叶中的营养成分高于芹菜，所以吃芹菜时不宜将芹菜叶丢掉而只吃芹菜。

芹菜含有较多的粗食物纤维，不易消化，所以患了痢疾、腹泻的人，最好不要吃。

如果你在补充维生素 E，那就不要同时多食芹菜，因为其中所含的维生素 C 会排斥维生素 E。

芹菜会抑制睾丸酮的生成，具有杀精作用，会减少精子数量，所以年轻的男性朋友应少吃为好。

【芹菜简介】

芹菜又叫旱芹、药芹，原产于地中海沿岸沼泽地区。在我国，芹菜有 3000 多年的栽培历史，一直是人们喜爱吃的蔬菜。相传，唐朝宰相魏征嗜芹如命，几乎每日都要进食芹菜。著名诗人杜甫曾有"芹菜碧涧羹""饭煮青泥坊底芹"等诗句。

【营养价值】

芹菜中钙、磷、铁等矿物质的含量高于一般绿色蔬菜，而且维生素 B 的含量比较高。据测，每 100 克芹菜中含钙 8.5 毫克，磷 61 毫克，铁 8.5 毫克，蛋白质 2.2 克。其中，铁含量为西红柿的 20 倍左右，蛋白质的含量比一般蔬菜瓜果高出 1 倍左右。常食芹菜能增进食欲，促进血液循环，且有健脑利尿的功能。

【食用方法】

芹菜的食用方法很多，可以炒，可以凉拌，还可以熬、煲，甚至做成饮品。平时，将芹菜洗净切成条状，嘴馋就抓来嚼一嚼，不仅能按摩牙龈，还能补充一天的蔬菜量。

芹菜叶子的营养要比茎丰富许多，你可以用芹菜叶烹制出美味佳肴。将 100 克芹菜嫩叶洗净，入沸水中焯一下后切碎；再将一盒豆腐切成小丁，焯水后和芹菜叶一起放入烧沸的清汤中，再加盐、味精、胡椒粉调味，淋少许麻油即可。这道芹菜豆腐汤吃起来非常滑嫩、清香！

【挑选方法】

菜市场上的芹菜一般有四个类型：青芹、白芹、黄心芹和美芹。通常来讲，青芹味浓；白芹味淡且不脆；黄心芹味浓，看起来比较嫩；美芹比较脆，味淡。

芹菜新鲜不新鲜，主要看菜叶是否平直。新鲜的芹菜叶是平直的，存放时间较长的芹菜，叶子变软，甚至发黄起锈斑。叶子呈现浓绿色的不要选，因为那说明芹菜生长期间缺水，纤维多，吃起来老。

另外，选购芹菜时，茎不宜太长，20～30cm 为宜。

【储存方法】

如果想使买回的芹菜保鲜，最好先喷点清水，然后再装进塑料袋，扎紧袋口，再剪几个小孔，放在冰箱内的蔬菜盒内。

【食物相克】

芹菜 + 鸡蛋 = 伤元气

芹菜 + 醋 = 损伤牙齿

芹菜 + 兔肉 = 脱发

【推荐食谱】

芹菜拌干丝

原料：

芹菜 300 克，豆腐干 100 克，白糖 15 克，香油 15 克，盐适量。

做法：

1. 择去芹菜根、叶，洗净后剖开，切成约 5 厘米长的段；豆腐干切成细丝，备用；

2. 将切好的芹菜和豆腐干放入沸水焯一下捞出，过凉水，控干水后放入盘内，加入白糖、盐和香油，拌匀即可食用。

功效：

本菜鲜香可口，具有降压平肝、通便的功效，适用于高血压、大便燥结等病症。

芹菜粥

原料：

芹菜 150 克，粳米 100 克，冰糖适量。

做法：

将粳米煮粥，快熟时加入洗净切碎的芹菜同煮，食用时最好不加油盐，而用冰糖（或白糖）调味，作晚餐食用。

功效：

有降血压、清肝热作用，适用于高血压、肝火头痛、头昏目赤等症状。经常食用，有一定的保护血管作用，对中老年人血管硬化、高血压、神经衰弱等均有辅助治疗作用。

萝卜——顺气排毒的良药

【药效】

萝卜味甘辛，具有下气宽中、消积导滞、止咳化痰等功能，常食可治疗胃气上逆、食积胀满、咳嗽痰阻等病症。

萝卜能顺气除躁、润肺养肝、解毒解酒，特别是饮酒和吃了油腻食物后多吃点萝卜，可以起到排毒的作用。

萝卜含有大量的维生素 A、维生素 C 和一种糖化酵素，都能起到防癌、抗癌的作用。维生素 A、维生素 C 是细胞间质保持正常的必需物质，起着抑制癌细胞生长的作用，并可使已经形成的癌细胞重新转化为正常细胞；糖化酵素则能分解食物中的亚硝胺，可大大减少该物质的致癌作用。

萝卜中含有很多芥子油，它和萝卜中的酶相互作用，能促进胃肠蠕动，增进食欲，促进消化，推动大便排出，防止便秘，对肠胃十分有益。

常吃萝卜可降低血脂、软化血管、稳定血压，预防冠心病、动脉硬化、胆石症等疾病。

常饮鲜萝卜汁有缓慢降压和预防胆结石的作用，而白萝卜捣烂如泥外敷可治腮腺炎。

【禁忌】

萝卜性寒凉，脾胃虚寒及阴盛偏寒体质者不宜多食，如胃溃疡、十二指肠溃疡、慢性胃炎、单纯甲状腺肿、子宫脱垂等患者宜少食萝卜。

萝卜不要和胡萝卜同食，因为胡萝卜中含有一种叫解酵素的物质，会破坏萝卜里含量极高的维生素 C。若要一起吃时应加些醋来调和，以利于营养吸收。

生萝卜性寒，与人参药性相克，同食则药效相反，起不到补益作用。

萝卜有下气宽中的作用，气虚及泄泻者不宜多吃。

气血两虚的人多吃萝卜容易感到乏力，所以吃萝卜时应多配以补益食品，如在炖猪肉、羊肉时加入萝卜，可减少油腻，并助消化。

【功效】

美容。将萝卜皮捣烂取汁，加入等量开水，用此汁来洗脸，可以使皮肤清爽滑润。

【萝卜简介】

萝卜又名菜菔、罗服、紫菘、温菘等，它品种繁多，如白萝卜、红萝卜、青萝卜、"心里美"萝卜等，但民间俗称的胡萝卜不在此列。萝卜营养丰富，有很好的食用和医疗价值，而且又价格低廉，是普通百姓喜欢的大众养生食品，有"冬令萝卜小人参"和"冬吃萝卜夏吃姜"之说。

我国是萝卜的故乡，栽培食用历史悠久，早在《诗经》中就有关于萝卜的记载。传说唐朝女皇武则天吃了洛阳的萝卜菜后颇为赞许，定为宫廷筵席的第一道菜，后世称为"洛阳燕菜"。

【营养价值】

根据测定，萝卜含水分为 91.7%，含丰富的维生素 C，含一定量的钙、磷、碳水化合物及少量的蛋白质、铁及其他维生素，还含有木质素、胆碱、氧化酶素、苷酶、触酶、淀粉酶、芥子油等有益成分。萝卜种类不同，成分也有差异，尼克酸含量以红萝卜为多，胡萝卜素、核黄素含量以白萝卜为多，磷及维生素 C 含量以"心里美"萝卜为多。

【食用方法】

萝卜吃法多样，既可当作水果生吃，味道鲜美，也可用于制作菜肴，炒、煮、凉拌等俱佳，还能用来制作泡菜，腌制酱菜。

萝卜和肉一起炖煮，味道也很好。用萝卜红焖牛肉、红烧羊肉的做法很简单，只要将牛肉或羊肉烧到半酥，再投入切成滚刀块的萝卜，一起焖至酥烂，如果再撒上一把切碎的青蒜叶子，蒜香浓郁，吃口隽永，萝卜吸进牛、羊肉的滋味，吃起来特别鲜美。

需要注意的是，萝卜皮含钙丰富，最好不削皮食用。民间相传萝卜解中药，最好与服中药间隔 2 小时以上。

【挑选方法】

挑选颜色正常的，如果萝卜皮有半透明的斑块，则表明不新鲜，甚至是受了冻的，这种萝卜已经没有了食用价值。

不管是长萝卜、圆萝卜，还是小红萝卜，可以根形圆整、表皮光滑为优。

为避免买到空心萝卜，也就是常说的糠心萝卜，要挑选比重大、分量较重、掂在手里沉甸甸的。

选买萝卜以中型偏小为上选，这种萝卜一般肉质比较紧密和充实，口味好。

【储存方法】

萝卜存放时，要选质密、皮厚和含糖分、水分较多的品种，这样的不易糠心，能存放得久一些。

存放萝卜的温度以 0～4℃ 之间最合适，高温、低温和高湿、低湿的环境条件都不利于萝卜储存。如果萝卜不多，放在冰箱里正合适。如果需要存放的萝卜较多，可以把萝卜削顶去尾后，装入不漏气的塑料袋中，然后将口袋密封放在阴凉处存放。食用时，拿出萝卜后再封严口袋，可使萝卜保持持久的新鲜。

【食物相克】

萝卜 + 橘子 = 诱发甲状腺肿

【推荐食谱】

萝卜杏仁猪肺汤

原料：

猪肺 300 克，萝卜 30 克，杏仁 10 克，味精、盐、料酒适量，葱姜片、胡椒粉、香菜、大料、花椒少许。

做法：

1. 将萝卜和猪肺洗净后切成块，香菜切成段，大料、花椒包好，杏仁去皮备用；

2. 将萝卜块和猪肺放入大一点的砂锅，猪肺放上面，再放入葱姜片、花椒大料包和杏仁，加入清汤、盐和料酒；

3. 炖至熟烂时加入味精，把葱姜片和花椒大料包挑出后加少许胡椒粉，撒上香菜段即成。

功效：

此汤具有化痰止咳、益气润肺的良好功效。

粉丝虾皮萝卜汤

原料：

粉丝 100 克，虾皮 100 克，萝卜 300 克，花生油 30 克，鸡汤 800 克，盐、味精、料酒适量，葱丝、姜丝、胡椒粉、香菜少许。

做法：

1. 粉丝用开水烫软，把萝卜洗后切成丝，香菜切成段备用。

2. 油烧热后用葱姜丝炝锅，把虾皮下入煸炒几下，然后再加萝卜丝煸炒。

3. 在锅中倒入鸡汤，下入粉丝，烧开后加盐、味精、料酒、胡椒粉，最后撒上香菜。

功效：

此汤有消食健胃、滋养强体、补钙顺气的作用，身体虚弱及肠胃不好者经常饮用大有裨益。

胡萝卜——保健"小人参"

【药效】

胡萝卜含有丰富的维生素 A，能够促进肌体正常生长与发育，防止呼吸道感染，使视力保持正常，并有治疗夜盲症和干眼症的功效。

胡萝卜对多种脏器有保护作用，并有抗癌作用，可减轻癌症病人的化疗反应。

胡萝卜含琥珀酸钾，有助于降低胆固醇，防止血管硬化，对防治高血压有很好的效果。

胡萝卜素可清除致人衰老的自由基，其所含的 B 族维生素和维生素 C 等营养素有润皮肤、抗衰老的作用。

胡萝卜对增强儿童肌体抗病能力、促进生长发育有显著作用。

【禁忌】

胡萝卜不宜用做下酒菜。因为胡萝卜素与酒精一起进入人身体后，会在肝脏中合成毒素而引发肝病。

不宜加醋共食，因为那样会破坏胡萝卜素。

想要怀孕的女性不宜多吃胡萝卜。研究发现，过量的胡萝卜素会影响卵巢的黄体素合成，使之分泌减少，有的甚至会造成月经紊乱、无月经、不排卵等异常症状。

胡萝卜生吃只能吸收其中很少的营养素，熟食更有利于营养素的吸收。

【胡萝卜简介】

胡萝卜又称红萝卜，原产于亚洲西部，是广泛栽培的蔬菜。它以肥大肉质的根提供食用，营养丰富，颜色靓丽，脆嫩多汁，芳香甘甜，对人体具有多方面的保健功能，因此被誉为"小人参"。

胡萝卜有两大生态类型：一种是亚洲生态型，肉质根呈圆柱形，解剖结构是中心柱（即木质部）细，肉质嫩，呈橘红色，我国栽培的多属于这一生态型的品种。另一种是欧洲生态型，肉质根呈圆锥形，中心柱粗，肉质较老，呈橘黄色，是10世纪自亚洲传入欧洲后演化而成，从德国传入我国的"烟台胡萝卜"就是属于这一生态型的。

【营养价值】

胡萝卜中含有丰富的胡萝卜素、维生素 B_1、维生素 B_2、维生素 C、维生素 D、维生素 E、维生素 K、叶酸、钙质及食物纤维等，几乎可以与复合维生素药丸媲美。

胡萝卜中还含有大量构成脑细胞和骨髓细胞的磷质，每1000克胡萝卜中含磷280克，钙610毫克，糖70克。

【食用方法】

胡萝卜的食用方法很多，可以生吃、做饺子馅或与肉一起炖，榨汁制成饮料也可以。

如果将胡萝卜和洋葱切碎后一起熬成浓汤，然后浇在正准备吃的烤鸡上，可以大大降低鸡肉的油腻感。如果将胡萝卜加热再吃，可使胡萝卜具有明显的抗氧化能力，让你吃的更健康。

【挑选方法】

胡萝卜素含量高的呈深橘红色，胡萝卜素含量低的呈淡橘红色甚至淡黄色。所以挑选时，尽量挑颜色新鲜、呈深橘红色、摸起来硬硬的胡萝卜。

挑中心柱细的胡萝卜，因为其营养价值相对高些。

别买带有菜头的胡萝卜，因为它们不够甜。

尽管有些胡萝卜有点瘦，但它们的中心柱也比较细，而且很甜。

【储存方法】

胡萝卜可以放在冰箱的蔬菜盒里保存，但不能时间太久。

切记不能把胡萝卜和苹果一同放入冰箱，因为苹果会发出乙烯，使胡萝卜产生味道苦涩的香豆素。

如果把胡萝卜放在窖内储藏，应该先用0.07毫米左右厚的塑料袋将胡萝卜密闭，这能有效抑制它脱水或发芽，而且最好在1℃的低温下贮藏。

【注意事项】

胡萝卜素和维生素 A 是脂溶性物质，所以胡萝卜应用油炒熟或和肉类一起炖煮后再食用，以利吸收。

胡萝卜和白萝卜不能同吃，因为白萝卜的维生素 C 含量极高，而胡萝卜中含有一种叫抗坏血酸的解酵素，会使白萝卜中的维生素 C 丧失殆尽。

胡萝卜不要过量食用，大量摄入胡萝卜素会令皮肤的色素分布产生变化，变成橙黄色。

专家提示，洗胡萝卜时不必削皮，只要轻轻擦拭即可，因为胡萝卜的营养精华就在胡萝卜表皮中。

【推荐食谱】

胡萝卜丝炒牛肉

原料：

胡萝卜 150 克，牛肉 50 克，植物油、酱油各 15 克，淀粉、盐各 10 克，姜片、葱花、料酒各适量。

做法：

1. 胡萝卜洗净，切成细丝；牛肉切成丝，用淀粉、酱油、料酒调汁，把牛肉丝浸泡入味；

2. 锅置火上，放少许油，先下胡萝卜丝进行快炒，再放入盐、酱油炒匀，取出备用；锅内再加少量油烧热，先下葱、姜略炒，再放入牛肉丝，用旺火快炒几下，然后将炒过的胡萝卜丝放入，用旺火快炒，加入剩下的酱油，拌匀即成。

功效：

此菜具有健脾养胃、强骨壮筋、补虚损、安中益气、清热解毒等功效。适合儿童食用，有利身体健康发育生长。

胡萝卜炖羊肉

原料：

胡萝卜 280 克，羊肉 150 克，水 1000 毫升，料酒 3 小匙，葱姜蒜末各 1 小匙，糖与盐各适量，香油 1/2 小匙，色拉油适量。

做法：

1. 将胡萝卜及羊肉切块备用；

2. 将羊肉放入开水汆烫，捞起沥干。起油锅，放入 5 大匙色拉油，将羊肉放入大火快炒至颜色转白；

3. 将胡萝卜、水及其他调味料（除香油外），一起放入锅内用大火煮开；

4. 改小火煮约 1 小时后熄火，加入香油即可起锅。

功效：

本道菜肴能够补虚弱、益气血，长期食用可补中益气，预防手脚冰冷、帮助消化、止咳。

空心菜——清热解毒圣手

【药效】

空心菜性微寒，味甘，对金黄色葡萄球菌、链球菌等有抑制作用，可清热解毒、凉血止血、润燥滋阴、除湿通便、防治痢疾、预防感染。

夏天生冷食物吃多时容易发生食物中毒，如果情况不是特别严重，吃空心菜就能起到一定的解毒作用。

空心菜属碱性食物，经常食用可降低肠道的酸度，能够预防肠道内的菌群失调，具有一定的防癌抗癌作用。

空心菜含有丰富的纤维素，经常食用可刺激胃肠蠕动，促进排便。

空心菜含有丰富的烟酸和维生素 C，它们能降低胆固醇、甘油三酸酯，因而具有降脂减肥的功效。

空心菜含有胰岛素成分，能降低血糖，可作糖尿病患者的食疗蔬菜。

【禁忌】

空心菜性寒滑利，脾胃虚寒的人不宜多食。

利质虚弱、大便腹泻者不宜多食空心菜。

气血不足，有虚寒性出血和容易抽筋的人不宜多食空心菜。

【功效】

美容。空心菜中的叶绿素有"绿色精灵"之称，经常食用可以洁齿、防龋齿、除口臭，并能够健美皮肤，堪称美容佳品。

【空心菜简介】

空心菜，又名蕹菜、无心菜、通心菜，为旋花科一年生或多年生草本植物，是夏秋季节主要绿叶菜之一，食用嫩茎、嫩叶。空心菜原产我国南方及印度等地，在我国栽培历史悠久，目前主要产于我国长江以南地区，性喜湿热，营养价值很高。

【营养价值】

空心菜富含维生素、矿物质和食物纤维。根据营养测定，每100克空心菜的茎叶中含糖2.7克、蛋白质1.9克、纤维素1.2克、脂肪0.2克、钙158毫克、胡萝卜素2.14毫克。在空心菜的嫩梢中，钙含量比西红柿高12倍多。除此之外，空心菜还含有钾、氯等调节水液平衡的元素和维生素C、烟酸等物质。

【食用方法】

空心菜味道鲜美，爽脆润滑，清香可口，吃法多种，生熟均宜，荤素皆佳，可以用来炒菜、做汤，也可用沸水焯后加调料凉拌。炒菜时，清炒或与肉同炒都可以，但一定要记住旺火快炒，以避免营养流失。做汤时加点蒜和小鱼干，味道会非常鲜美，特别适合夏天食用。

由于空心菜容易因失水而发软、枯萎，炒菜前将它在清水中浸泡约30分钟，就可以恢复鲜嫩、翠绿的质感。

【挑选方法】

选购空心菜时，以茎叶完整、新鲜细嫩、不长须根的为佳。

【储存方法】

空心菜买回后，用塑料袋装好放入在冰箱里存放即可。

【注意事项】

尽管空心菜是一种营养丰富的蔬菜，但在种植期菜农往往会喷洒农药灭虫，所以在食用时应该采用先浸泡，后洗净，最好用开水烫一下以清除残留的农药。

【推荐食谱】

炒空心菜

原料：

空心菜1000克，猪肉60克，花椒、干辣椒、食用油适量，盐、糖、蒜末少许。

做法：

1. 放油入锅，烧热后下花椒、干辣椒及蒜末炒 10 秒钟；

2. 下猪肉末翻炒至熟，然后下空心菜炒熟，最后放入盐、糖调味即可。

功效：

经常食用此菜可以清热解毒、润燥滋阴，并且能够预防各种感染。

西红柿——眼睛的保护神

【药效】

西红柿中含有大量维生素 C，并含有维生素 P、黄酮类物质、烟酸、番茄碱等，具有保护血管、止血、降压、利尿、缓下、维持胃液的正常分泌、促进红细胞的形成、保护皮肤健康、预防口腔炎等作用。

西红柿中含有一定量的维生素 A，可以防止夜盲症和干眼症。

西红柿还含有一种抗癌、抗衰老物质谷胱甘肽，使体内某些细胞推迟衰老并使癌症率下降。

西红柿含有大量的番茄红素，可以降低患癌的风险，比如前列腺癌、乳腺癌、子宫癌、肺癌以及胃癌等。哈佛大学的研究人员通过多年的研究得出结论：每两周食用一次西红柿或西红柿制品，可以将患前列腺癌的风险降低 20% ~ 40%。

有急慢性胃炎、胃酸过多的患者，最好不要食用西红柿，因为那样不仅会伤及肠胃，还会给治疗增加困难。

西红柿性冷，所以对患有痢疾和腹疾的人来说，最好不要多食用。

西红柿不宜空腹吃，因为西红柿中的大量胶质、果质以及棉胶酚等成分会与胃酸发生反应，产生不溶性的块状物质，堵住胃的出口，使胃的压力升高，引起胃扩张，造成胃痛。

皮肤如果想要变得白皙漂亮，就要有充足的番茄红素和 β 胡萝卜素。西红柿中含有大量的番茄红素，爱美的女子如果经常食用西红柿，就一定能够享受到美白肌肤的效果。

将西红柿切成薄片贴在脸上做成面膜，可以增加脸部的光泽。

将汁状的西红柿抹在头发上，稍加按摩后做彻底地冲洗，坚持两周，可以保护头发，改善发质。

【西红柿简介】

西红柿以中美洲的秘鲁为其原产地，它与马铃薯同属于茄科植物，又叫番茄。据说最早的时候，人们给它起了个可怕的名字——狼桃。虽然西红柿长得很漂亮，但是却没人敢吃它，怕中毒。直到 16 世纪，英国公爵俄罗达里去美洲旅游，看到了"狼桃"，觉得非常漂亮，于是回国时就勇敢地摘了一颗，带给他的情人伊丽莎白女王作为礼物。从此，"狼桃"就被欧洲人冠以"爱情的苹果"的称号。到了 18 世纪，一位法国画家偶然在为西红柿写生时，见它生芙蓉秀色，浆果艳丽，甚是喜爱，于是动了"凡心"，冒险吃了一颗，谁知食后不但没有任何不适，反觉酸甜可口。从此，就开始了西红柿的食用之途。

【营养价值】

西红柿的营养极其丰富，除了富含维生素 C 之外，还含有番茄红素。

番茄红素是存在于番茄果肉中的细胞质内一种抗氧化剂的植物化学素。番茄红素不溶于水而溶于油脂等溶剂，对光、热、氧比较敏感，但在细胞中与蛋白质呈结合状态时却很稳定，故多食无害。

【功效】

美容。

根据德国科学家的研究表明，番茄红素对于消灭人体内的游离自由基超过其他 β 胡萝卜素的两倍之多。人体血液中的番茄红素含量多少视其食用番茄红素之多少而定。一项实验报告也表明：番茄红素有抑制肿瘤扩散的效果，是预防前列腺癌、肺癌、子宫颈癌的极为重要的食物。

【食用方法】

由于番茄红素蕴藏在细胞质中，生吃时不易破坏其细胞壁，而其中的番茄红素就不能发挥作用。所以食用番茄糊或番茄酱效果最好，因为它们是通过机械研磨而破坏其细胞壁的，所以细胞质中的番茄红素能充分地释放出来，使人体的肠胃更容易消化吸收。

如果用来做菜，经过加油烹煮，同样也能破坏其细胞壁，使其中的番茄红素充分溢出。由于番茄红素能溶于油脂，故也能发挥最大的效用。根据科学实验统计：以吃番茄糊或番茄酱吸收番茄红素的效果最好，饮用番茄汁其次，食生番茄效果最差。

【挑选方法】

挑选光滑、肥硕、均匀、颜色鲜红的西红柿。

挑选蒂小、无伤裂畸形、硬度适宜者，同时要有诱人的香味，这表示它们已经成熟了。

如果您准备晚一点再食用它，那么最好是挑选半成熟的西红柿，这时它们的颜色是粉红色的。

【储存方法】

将西红柿装入塑料袋内，在顺袋口下三分之一处用细钉扎 4 - 5 对对称的小孔，密封袋口，放在阴凉、干燥的室内贮藏。

如果是贮藏半熟的西红柿，只需将它们放入纸袋中，里边加入一根香蕉或一个苹果，这会加速西红柿的成熟速度，但一定要避免阳光的照射。

刚买来成熟的西红柿，而又准备近几天吃掉，直接放入冰箱中就行了。

【食物相克】

西红柿 + 黄瓜 = 破坏维生素 C

【推荐食谱】

西红柿排骨汤

原料：

西红柿 500 克，鲜猪排 500 克，油、姜块、葱段、蒜、花椒、干辣椒、食盐、味精适量。

做法：

1. 将西红柿去皮，切成小块备用；

2. 将适量食用油倒入锅内烧热，放入姜块、蒜炸至金黄色，再加入干辣椒、花椒、食盐，随即将猪排置入锅里，翻炒约 15 分钟，至猪排变为金黄色，再将切好的西红柿放入，加水，但不要没过排骨，加盖焖半个小时；

3. 开锅后，放少许味精和切成段状的大葱即可。

功效：

此汤营养丰富，味道清爽，滋味鲜美。西红柿粳米粥原料：西红柿 300 克，粳米 150 克，红枣 100 克，冰糖适量。

禁忌：

1. 不宜与黄瓜同食；

2. 空腹时不宜食用；

3. 不宜食用未成熟的西红柿；

4. 不宜长久加热烹制后食用；

做法：

将粳米、红枣洗净，一同煮成粥；待将熟时，加入切成丁的西红柿和冰糖，煮沸即可食用。

功效：

此粥能够健脾益气、养阴润肺，对脾虚气弱、四肢乏力、肺虚咳嗽等有很好的疗效。

辣椒——极具杀菌效用的蔬菜

【药效】

辣椒含一种叫做番辣椒素的物质，可以帮助减少低密度脂蛋白胆固醇，从而降低血液中的胆固醇。

辣椒能促进血液循环，增加血管弹性，降低血管硬化机会，预防心血管疾病。

辣椒属辛辣食物，经常食用，能够缓解手脚冰冷、四肢无力、低血压或头晕等病症。

辣椒具有强烈的杀菌效用。经常吃辣椒的人，体内的白细胞功能大大增强，同时也增强了人体对感冒等各种疾病的抵抗能力。

辣椒对蜡样芽苞杆菌、枯草杆菌以及结合杆菌都具有抑制作用。

经常会感到咽干、口苦、头重脚轻、烦躁易怒的人，不宜吃辣椒。

甲亢患者不宜吃。因辣椒属强刺激性食物，吃后会使人心跳加速，甲亢患者吃辣椒后会使兴奋状态加重，对疾病不利。

在人体代谢过程中，很多辛辣成分常常要通过肾脏排泄，而这些辛辣成分对肾脏有不同程度的刺激作用，严重时会损坏肾脏功能，所以肾病患者切记不可吃辣椒等辛辣食物。

辣椒中含的辣椒碱有时会令哮喘病复发，所以曾患哮喘病的人不宜吃辣椒。

【辣椒简介】

辣椒属茄科植物，又名海椒、香椒或出茄，起源于南美洲的玻利维亚和巴拉圭。1494 年，哥伦布将辣椒带回欧洲，并很快传到亚洲和非洲，大约在明朝传入中国。辣椒是当今世界一种很受欢迎的作物，在温带和热带地区都有大规模栽培。

从北非经阿拉伯、中东至东南亚各国及我国的西南、西北、华中都是世界有名的"辣椒食用带"。

【营养价值】

辣椒是人们喜食的一种调味品，既有增味效果，又有添色增香的作用，国内外许许多多的名菜佳肴中，辣味辣色就是其主要特色。

辣椒内含辣味素、辣红素及多种矿物质、维生素、氨基酸等，营养价值丰富，食用人群比较广泛。它具有通经活络、活血化瘀、祛风散寒、开胃健胃、补肝明目、温中下气、抑菌止痒和防腐驱虫等作用。

【食用方法】

辣椒食用方法很多，方法不一，可以炒、拌等，也可以加工成佐料或调味料食用。

【挑选方法】

在挑选时，不论是红辣椒，还是青辣椒，都要尽量挑选那些看起来颜色光亮的，这样才够新鲜。

不要挑皮皱或表面有碰伤的辣椒，它们不容易储存。

【储存方法】

新鲜辣椒最适合的温度应该是在 7～10℃，低于 7℃ 会发生冷害，若高于 10℃，则会发生脱水或严重发霉。可以用纸将木箱四周及底部垫好后，把辣椒放进木箱内，最好将木箱填满，放在气温低、背阴的地方处贮存。

也可以将鲜辣椒均匀地埋在草木灰里，这样可保持它们长久不坏，即使严冬也能吃上鲜辣椒。

【食物相克】

辣椒 + 猪肝 = 破坏维生素 C

辣椒 + 黄瓜 = 破坏维生素 C

辣椒 + 胡萝卜 = 破坏维生素 C

【推荐食谱】

尖椒炒肉丝

原料：

辣椒 250 克，猪肉丝 150 克，姜、糖、葱、盐、胡椒粉、淀粉适量。

做法：

1. 在肉丝中加入糖、盐、淀粉、胡椒粉和水拌匀；辣椒切成丝，葱、姜切末备用；

2. 将淀粉、胡椒粉加少量水调成汁备用；

3. 锅中放油烧热，下葱、姜爆香，然后下肉丝炒散，再下尖椒翻炒，待快熟时加入备好的汁，再翻炒几下即可出锅。

功效：

这道菜既能开胃益脾，增强食欲，又能摄取充足的蛋白质。辣椒炒肚片。

原料：

猪肚 500 克，青椒、红椒各 200 克，葱花、盐、料酒、味精、花生油、水淀粉适量。

做法：

1. 将猪肚片成片；青红椒切开去筋去籽洗净，用开水氽一下，捞出切成小段；

2. 炒锅注油烧热，下入葱花煸香，放入肚片翻炒几下，加入青椒、红椒、盐、料酒、味精，翻炒至八成熟，用水淀粉勾芡，淋上熟油，出锅即可。

功效：

此菜不仅具有开胃助消化的功效，还能补充人体所需要的蛋白质和铁质元素，对于预防贫血有一定的好处。

莴笋——糖尿病的克星

【药效】

莴笋含有丰富的烟酸，这种物质是胰岛素的激活剂，所以糖尿病人经常吃些莴笋，可改善糖的代谢功能。

莴笋含钾量较高，对于高血压、心脏病等患者，具有降低血压，预防心律紊乱的作用。

莴笋中含有大量纤维素，食用莴笋能改善消化系统功能，增进食欲，刺激消化液分泌，促进胃肠蠕动，对肠胃十分有益，并能治疗便秘。

莴笋具有镇静作用，经常食用有助于消除紧张，帮助睡眠。

莴笋中的铁元素很容易被人体吸收，经常食用新鲜莴笋，可以防治缺铁性贫血。

莴笋中还含有丰富的钙，如果儿童经常吃莴笋的话，对换牙、长牙很有好处。

【禁忌】

莴笋中的莴笋生化物对视神经有刺激作用，过量食用会发生头昏嗜睡的中毒反应，因此有眼疾特别是夜盲症的人不宜多食。

【莴笋简介】

莴笋别名莴苣，它与生菜是同一祖先，都起源于中海沿岸的野生莴笋。野生莴笋味苦，食用品质差，经长期的风土演化和人工选择、苦味淡化，在欧洲形成叶用莴苣（即生菜），在中国形成茎用莴苣（即莴笋）。莴笋茎基肥大，肉质能食，外形如笋，故称为莴笋，是一种营养价值很高的食品。目前，莴笋在我国各地均有栽培，是春秋两季的主要蔬菜之一。

【营养价值】

莴笋中维生素、无机盐含量较丰富，尤其是含有较多的烟酸。莴笋钾离子含量丰富，是钠盐含量的 27 倍，有利于调节体内盐的平衡。此外，莴笋还含有一定量的微量元素锌、铁等。

【食用方法】

莴笋的食用方法很多，可以凉拌生食，也可以炒食、烧汤，还可腌渍、干制。

在吃莴笋的时候，千万不要扔掉莴笋叶，因为莴笋叶子里的维生素含量要比莴笋茎高出 56 倍，而其中维生素 C 的含量更是高出 15 倍之多。而且莴笋怕咸，盐要少放才好吃。

【挑选方法】

选购莴笋时，以肉质呈青色的为佳。

【储存方法】

莴笋存放时放入冰箱保鲜即可，但最好不要超过 1 周。

【推荐食谱】

莴笋炒牛肉丝

原料：

莴笋 2 根，牛肉丝 250 克，油 3 汤匙，盐、酱油、料酒适量。

做法：

1. 将去皮后的莴笋刨成丝状，然后将牛肉丝放置于料酒与酱油中浸泡约 30 分钟；

2. 锅烧热后放牛肉丝入锅，用大火快炒约 30 秒，将炒熟的牛肉丝自油锅中捞起，放入莴笋丝开火用大火快炒约 2 分钟，加适量盐；

3. 莴笋炒好后盛入盘中铺底，将牛肉丝置于莴笋上面即成。

功效：

此菜具有降血压、健胃的功效。

冬瓜——最佳减肥蔬菜

【药效】

冬瓜自古被称为减肥妙品，《食疗本草》说："欲得体瘦轻健者，则可常食之；若要肥，则勿食也。"

冬瓜不含脂肪，碳水化物含量少，故热量低，属于清淡性食物，常吃些冬瓜，对于体重偏高的人群是很有好处的。

冬瓜能养胃生津，清胃降火，有助于减少饮食量，因而有助于减肥。冬瓜中含有丙醇二酸，这种物质对防止人体发胖、增进形体健美有重要作用。

冬瓜性凉，是含水量较高的蔬菜（96％以上），且不含脂肪，常吃冬瓜能清热解暑，有助于人体的清废排毒。

冬瓜含钠量极低，有利尿排湿的功效，并能治疗水肿、胀满、痰喘、痢疾、痔疮等症。

冬瓜是糖尿病及高血压患者的理想佳蔬。

【禁忌】

冬瓜是清凉性质的食物，虚寒体质的人不宜食用。

怕冷的老年人不宜吃冬瓜。

【功效】

美容。把冬瓜捣烂，掺入蜂蜜调匀涂擦面部，可以滋润皮肤，并能够治疗雀斑。冬瓜瓤是常用的美容品，用新鲜冬瓜瓤擦拭颜面及全身，可使皮肤光泽白润。

【冬瓜简介】

冬瓜古时称水芝、地芝，起源于中国和印度，在我国栽培历史已有2000多年。现广泛分布于亚洲的热带、亚热带和温带地区，属一年生蔓性草本植物。冬瓜由于适应性好，产量高，易栽培，易贮耐运，具有良好的烹调性，所以成为很受市场欢迎的夏季蔬菜。冬瓜能耐久藏，虽出产于夏季，却能贮藏至冬季，所以在冬季我们依然可以尝到美味的冬瓜。

常吃冬瓜可以利尿、消肿、除暑热，因此民间视其为降火的最佳食品。夏季里，冬瓜茶、冬瓜汤都是令人垂涎的美食。

【营养价值】

冬瓜除含有丰富的水分外，还具有较高的营养价值，每100克冬瓜肉中含碳水化合物2.4克，蛋白质0.4克，钙19毫克，磷12毫克，铁0.3毫克及多种维生素，维生素C的含量为番茄的1.2倍。冬瓜几乎不含脂肪，属于清淡性食物。

【食用方法】

冬瓜的食用方法多种多样，但以煮、蒸、烧、烩成汤菜为宜。

冬瓜与芦笋、丝瓜片、番茄等搭配可做成素席名菜，与鱼、肉、虾、燕窝等搭配可烹煮成香浓味鲜的荤肴。

在暑热的夏天，用鲜荷叶与冬瓜一起煮食，可制成沁人心脾、消暑解渴的减肥饮料。

【挑选方法】

选购冬瓜时用手指压冬瓜果肉，以肉质密致的为好，因为这种冬瓜口味好。

瓜身周正、有全白霜、无疤畸形、肉厚的为优质。

冬瓜的最佳购买期为七八月。

【储存方法】

冬瓜储存时要注意温度，如果是整个存放，最合适的储存温度是15℃。

如果是切开的冬瓜，由于易受微生物的侵击，所以要尽量存于5℃以下的低温，以保持较长的储存期限及较佳的品质。

【食物相克】

冬瓜＋鲫鱼＝降低营养价值

【推荐食谱】

冬瓜绿豆保健汤

原料：

冬瓜 500 克，绿豆 200 克，葱 20 克，生姜适量，精盐少许，鲜汤 500 克。

做法：

1. 汤锅添入鲜汤烧沸，撇去泡沫；

2. 生姜洗后切成丝放入锅内，加入葱和绿豆；

3. 冬瓜去皮去瓤后清洗切块，放入锅内烧至熟而不烂，然后放入盐即成。

功效：

解渴、祛暑、清热利尿。

羊肉冬瓜汤

原料：

羊肉 200 克，冬瓜 200 克，肉汤适量，精盐、味精、花椒水适量，胡椒粉、黄酒、葱丝、香菜段、姜丝、猪清油少许。

做法：

1. 冬瓜去皮去籽后切成长方薄片，用开水烫一下，把羊肉切成小薄片；

2. 小锅内放入肉汤，加入冬瓜，撒上精盐，放入花椒水、味精、黄酒、胡椒粉，汤开后把羊肉、葱丝、姜丝、香菜放入，烧开后加猪清油少许，立即出锅即成。

功效：

此汤富含蛋白质、脂肪、磷、钙、铁、锌、维生素 C 等营养素。

南瓜——最佳美容食品

【药效】

南瓜能防止血管动脉硬化，具有防癌功效。

南瓜可以调整糖代谢、增强肌体免疫力，其所含的果胶有很好的吸附性、能黏结和消除体内细菌毒素及其他有害物质。

南瓜能够促进胆汁分泌，加快胃肠蠕动，帮助食物消化。

南瓜可以保护胃肠道黏膜不受粗糙食物刺激，促进溃疡面愈合。

南瓜含有极丰富的不饱和脂肪酸，这种物质能使增生的前列腺恢复并维持正常，尤其是在疾病的早期效果更佳。

【禁忌】

经常胃热或便秘的人不宜吃南瓜或者南瓜子，因为那样会产生胃满腹胀等不适感。

南瓜会加重支气管哮喘病，有此类疾病的人忌吃南瓜。

患有脚气病、黄疸症、痢疾、豆疹等疾病的病人也不适宜吃南瓜。常吃南瓜，可使肌肤丰美，尤其对女性有较好的美容作用。

【功效】

美容。

【南瓜简介】

南瓜又叫倭瓜、金瓜，属葫芦科一年生草本植物，起源于美洲，它被誉为"特效保健蔬菜"和"最佳美容食品"，是清朝慈禧太后食谱中的必备蔬菜。

在生活中，南瓜是一种常见的食品，如果储存好了，一年四季都可以吃到。嫩瓜可作蔬菜，老瓜则是一种优质的杂粮，可以当做"饭"来食用。

【营养价值】

南瓜含有丰富的矿物质，以及人体必需的8种氨基酸和儿童必需的组氨酸、叶黄素、可溶性纤维和磷、钾、钙、镁、锌、硅等微量元素。

南瓜含有较丰富的维生素A、B族维生素和维生素C，其中维生素A的含量几乎为瓜菜之首。

南瓜中还含有一种叫做"钴"的成分，食用后有补血作用。

【食用方法】

南瓜的食用方法很多。嫩瓜可做汤、做馅料，还可荤、素炒食，老熟南瓜虽也可作炒食，但多作煮食、蒸食，或煮熟捣烂拌面粉制成糕饼、面条等。老熟的南瓜还可加工成南瓜粉（作为食品添加剂或食疗保健品）、南瓜营养液。南瓜与糯米、红枣，加适量红糖煮制成南瓜粥，具有十分好的保健效果。

【挑选方法】

购买南瓜时，要检查整个南瓜是否有虫害与损伤的痕迹。

托在手上，越有重量的南瓜，表示品质越佳。

要挑选形状均匀、颜色鲜嫩的南瓜。挑选小而光滑的红橙色南瓜，这样的南瓜最甜。

【储存方法】

分层储藏：在储藏室内用木或竹搭成分层储藏架，每层的高度比南瓜高9~10厘米。在每层储藏架铺上4~5厘米厚的麦秸，将南瓜排放在架上。

地窖储藏：将窖内温度控制在7~10℃，相对湿度保持在70%~80%时，在地窖里铺好3~5厘米厚的麦秸或稻草，将南瓜堆放在上面。

堆码储存：利用空气流通好、能避免阳光直射的房间来贮藏，先在地面铺一层3~5厘米厚的稻草或麦秸，然后将挑选好的南瓜堆放在上面，码成圆锥形，每堆18~20个，高度以5~6个瓜高为宜。

【食物相克】

南瓜＋带鱼＝中毒

南瓜＋山楂＝分解维生素C

南瓜＋羊肉＝甘热助火

【推荐食谱】

南瓜羹

原料：

南瓜、枸杞子、淡奶、淀粉、盐、糖适量。

做法：

1. 南瓜去皮蒸熟，将熟南瓜用加工机搅匀；

2. 取南瓜汁，加水、淡奶、盐、糖，下锅烧沸，用淀粉勾芡，使南瓜汁成羹状，然后再加入枸杞子，即可食用。

功效：

南瓜含丰富的维生素，枸杞子具有抗衰老作用。此羹可使肌肤丰美，尤其对女性有较好的美容作用。

南瓜炒牛肉

原料：

南瓜、牛肉、白酒、生抽、色拉油、蒜、姜丝、淀粉各适量。

做法：

1. 将南瓜洗净，切丝，用盐腌 10 分钟后沥干水；

2. 牛肉洗净，切片，将白酒、生抽、淀粉放进牛肉里拌匀，腌 15 分钟后再加色拉油拌匀。而后将锅烧热，下油先爆香蒜和姜丝，接着将牛肉下锅与其爆炒，炒熟后立即起锅；

3. 南瓜丝另用油炒熟后，倒进牛肉混合炒拌几下，即可盛盘。

功效：

此菜能够增进食欲，全面补充营养。

黄瓜——厨房里的"美容剂"

鲜黄瓜中含有非常娇嫩的纤维素，既能加速肠道腐坏物质的排泄，又有降低血液中胆固醇的功能，因此，患有高胆固醇症、肥胖病和动脉硬化的病人，常吃黄瓜有益于身体。

黄瓜中含有一种叫葫芦素 C 的物质，具有明显的抗肿瘤作用。黄瓜能抑制碳水化合物在人体内转化为脂肪，因而有减肥的功效。

【药效】

黄瓜汁能调节血压，预防心肌过度紧张，还能增强记忆力，使神经系统镇静和强健。

黄瓜对牙龈损坏和牙周病的防治有一定功效，并能预防指甲劈裂和头发脱落。

黄瓜是一种可以美容的瓜菜，被称为"厨房里的美容剂"，经常食用黄瓜，或者把黄瓜贴在皮肤上可有效减缓皮肤老化，减少皱纹的产生，并可防止口角炎。

【禁忌】

黄瓜生性寒冷，哮喘病人不宜食用。

对于有肾虚症状的人来说，最好不要生吃黄瓜。

【功效】

美容。黄瓜平和除湿，有收敛和消除皮肤皱纹的功效，特别是皮肤较黑的人，如果每天用棉球蘸取黄瓜汁擦拭脸，长期坚持，可使皮肤变得白皙光滑。

【黄瓜简介】

黄瓜原产于印度，由张骞出使西域时带回中国，因为产于少数民族，故称胡瓜。到了东晋，揭族人石勒做了后赵王，他不满汉人把北方少数民族称为"胡人"，为避讳"胡"字，才将其改为我们今天统称的"黄瓜"。

蔬菜市场上的黄瓜品种很多，但基本上属于三大类型：一是密刺种，果面瘤密刺多，绿色，皮厚，吃口脆，香味浓；二是少刺种，果面光滑少刺，皮薄肉厚，水分多，带甜味；三是无刺种，皮光无刺，色淡绿，吃口脆，系近年从国外引进的黄瓜品种。

【营养价值】

黄瓜含水量大，含有微量的维生素 C、胡萝卜素及少量糖类、蛋白质、钙、磷、铁等人体必需营养元素。黄瓜可以美容，它含有人体生长发育和生命活动所必需的多种糖类和氨基酸，含有的维生素，能为皮肤、肌肉提供充足的养分。

另外，黄瓜所含的植物类固醇和萜烯还具有降低患癌的功效。

【食用方法】

黄瓜可以熟吃也可以生吃。黄瓜既可作为蔬菜食用也可作为水果食用，但由于其所含有的维生素及其他营养素含量较少，所以不宜单独食用。

【挑选方法】

黄瓜要选嫩的，最好是带花的（花冠残存于脐部），表皮鲜绿有光泽、瓜刺明显，这些都表明黄瓜比较新鲜。

任何品种都要挑硬邦邦的。因为黄瓜含水量高达 96%，刚收下来时，瓜条总是硬的，失水后才会变软，所以软黄瓜必定失鲜。

把变软的黄瓜浸在水里也会复水变硬，这时要注意其瓜面无光泽，瓜的脐部还有些软，残留的花冠多已不复存在。这时的黄瓜虽硬，但已经不新鲜了。

【储存方法】

黄瓜贮存的适宜温度为 10～12℃，所以黄瓜不宜久放冰箱内储存，否则会出现冻"伤"、变黑、变软、变味，甚至还会长毛发黏。

【食物相克】

黄瓜 + 青椒、油菜 = 破坏维生素 C

【推荐食谱】

糖醋黄瓜片

原料：

黄瓜 500 克，白糖、精盐、白醋适量。

做法：

1. 先将黄瓜洗净去籽，切成薄片，用盐腌渍 20 分钟；

2. 用水洗去黄瓜的部分咸味，沥干水后，加精盐、糖、醋再腌 1 小时即成。

功效：

此菜肴酸甜可口，能清热开胃，适用于夏天解热生津。

猪肝炒黄瓜

原料：

猪肝 200 克，黄瓜 2 根，胡萝卜 1 根，葱段、姜片、醋、糖、盐、水淀粉适量。

做法：

1. 将猪肝洗净、切片，放入醋、盐、糖等调料腌制备用；黄瓜、胡萝卜洗净切花刀备用；

2. 热锅中放油，倒入猪肝翻炒，变熟后盛出；

3. 热锅中放葱、姜爆香，再放入黄瓜、胡萝卜及调料略炒，然后倒入猪肝，用猛火快炒，出锅前放水淀粉，再翻炒几下即可。

功效：

此菜具有保护眼睛、明目养神的功效。

莲藕——甘甜爽口的瘦身蔬菜

【药效】

莲藕中含有丰富的维生素 K，有收缩血管和止血的功效，常用于治疗吐血、尿血、便血、咳血、流鼻血及子宫出血等症。

莲藕的含糖量不高却含有丰富的维生素，经常食用对于肝病、糖尿病、虚弱之症比较有益。

莲藕富含维生素 C 和食物纤维，既能帮助消化、防止便秘，又能利尿通便，排泄体内的废物质和毒素。

莲藕能供给人体需要的碳水化合物和微量元素，经常食用能改善血液循环，防止动脉硬化。

莲藕能够健脾益胃，产妇多吃莲藕，能清除腹内积存的淤血，促使乳汁分泌。

莲藕与排骨熬汤，食用后能改善睡眠。

莲藕汤有止咳作用，直接饮用带皮莲藕榨出的汁，可治疗严重咳嗽。

莲藕含铁量较高，故对缺铁性贫血的病人颇为适宜。

煮莲藕时忌用铁器，以免引起食物发黑。

莲藕性偏凉，所以产妇不宜过早食用，产后 1～2 周后再吃莲藕比较合适。

脾胃消化功能低下、胃及十二指肠溃疡患者忌食莲藕。

大便溏泄者不宜生吃莲藕。

【莲藕简介】

莲藕又叫藕、莲菜、莲根、藕瓜，起源于中国和印度，是莲的地下茎，形状肥大有节，内有管状小孔。莲藕洗净淤泥后会露出洁白的茎体，切开后横截面上有七孔或九孔。

我国栽培莲藕有 3000 多年的历史，目前以长江三角洲、珠江三角洲、洞庭湖、太湖为主产区。莲藕品种丰富，按其部位和用途的不同，可划分为子莲、花莲和藕莲三部分，我们平时主要食用的是藕莲，以食用肥大根状茎。莲藕的营养价值和药用价值非常高，且口感甜脆，入口爽滑，是一种非常好的瘦身蔬菜。

【营养价值】

莲藕营养丰富，富含2%左右的膳食纤维，每100克莲藕中含维生素C 50毫克，钙89毫克、磷285毫克。此外，莲藕中还有多酚类化合物、过氧化物酶，能把人体内的"垃圾"打扫得一干二净。莲藕含有丰富的优质蛋白质，其氨基酸构成与人体需要的较为接近，因此极易被人体消化吸收。

【食用方法】

莲藕可以生食，也可以熟食。生食时可将其洗净去皮，切为薄片，加白醋及白糖调味，酸甜可口。生吃莲藕有清润的功效。

熟食藕的方法较多，如将藕洗净去皮，用糯米填塞在藕孔内，蒸熟后切为厚片，撒上白糖及少许桂花，即为"桂花糯米藕"，是极具江南特色的小吃。

需要注意的是，莲藕顶部的第一节称为荷花头，味道最好，适合生吃，维生素含量高，纤维含量低。莲藕的第二节和第三节较老，最好用来炖，其余各节肉质太粗，只适合煲汤。煮熟后的莲藕富含铁质，体弱贫血者可以多吃。

【挑选方法】

莲藕四季均有上市，以夏、秋的为好，夏天的称为"花香藕"，秋天的称为"桂花藕"。

莲藕要挑选整节不光滑的，上下等同粗大、两头生得均匀的为上品。

【储存方法】

莲藕较少时，可以把要存放的洗干净，放入盛清水的缸里，每星期换水1次，可存放2个月左右，能保持其白嫩鲜脆。

莲藕较少时可以挖一个土坑埋存。

【推荐食谱】

莲藕排骨汤

原料：

莲藕500克，排骨500克，章鱼干2片，老姜、盐适量，水4000毫升。

做法：

1. 将莲藕切片备用。

2. 用温水将章鱼干泡30分钟备用。

3. 将所有食材一起放入水中，以中火煮80分钟后熄火，再加盐调味即可。

功效：

常饮此汤能够活血、促进新陈代谢，并有养颜抗老、活血润肤之效。

鲜藕柏叶汁

原料：

鲜藕 250 克，生侧柏叶 60 克。

做法：

煮鲜藕取汁，再将生侧柏叶捣汁，两汁兑匀后凉饮。

功效：

可美容养颜、凉血止血，此汁对易患失血病的人颇宜。

金针菜（黄花菜）——上好的"健脑菜"

【药效】

金针菜是上好的健脑、抗衰老食品，因其含有丰富的钙、磷、钾、维生素、胡萝卜素等，能够起到补气血、强筋骨、利湿热、宽胸膈、活血降压的功效，具有较强的清脑健脑、抗衰老功能。

金针菜所含的有效成分能抑制癌细胞的生长，其丰富的粗纤维能促进大便的排泄，对预防肠道癌有一定功效。

金针菜有显著降低血清胆固醇含量的作用，有利于高血压患者的康复，可作为高血压患者的保健蔬菜。

【禁忌】

金针菜属凉性食品，患有脾胃虚寒、腹泻等凉症的人不宜多吃。

不要生食鲜金针菜，因为那样会引起腹痛、腹泻等"中毒"现象。

鲜艳金黄色的干金针菜勿食，这样的金针菜在加工中可能添加了硫磺，易产生硫化氢中毒现象。

【金针菜简介】

金针菜又叫黄花菜，原名叫萱草，古称"忘忧草"，是人们喜吃的一种传统蔬菜。其花瓣肥厚，香味浓郁，色泽金黄，食之清香鲜嫩，同木耳、草菇一样营养价值高，因此被视作"席上珍品"。

【营养价值】

金针菜营养丰富，100 克中含蛋白质 2.9 克，脂肪 0.6 克，碳水化合物 11.6 克，钙 73 毫克，磷 69 毫克，铁 1.4 毫克，胡萝卜素 1.17 毫克，硫胺素 0.19 毫克，核黄素 0.13 毫克，尼克酸 1.1 毫克，抗坏血酸 33 毫克。干品含水少，各种营养素含量明显提高，每 100 克干品金针菜中含碳水化合物 80.1 克，钙 463 毫克，磷 173 毫克，铁 16.5 毫克，胡萝卜素 3 毫克，硫胺素 0.36 毫克，核黄素 0.14 毫克，尼克酸 4.1 毫克。另外，金针菜还含有抗癌物质天门冬素等，健康人常吃可预防肿瘤的发生，癌症病人常吃亦有助于缓解病情，在一定程度上控制肿瘤的生长。

【食用方法】

金针菜吃法多样，既可作为主料单烹，制成素馔，也可辅以其他材料做菜。干品经泡发后摘去柄段硬梗，也可用作荤素搭配烹制菜肴。

【挑选方法】

选择鲜金针菜的时候，要选花柄绿色的，这表明是新鲜刚摘下来的，而一旦花蕾枯萎就不再新鲜了。

干金针菜不含秋水仙碱，不过要选择呈天然黄褐色者为佳，如果颜色橘黄色、金黄色或太鲜艳，可能添加了硫磺。

【储存方法】

新鲜金针菜可以放在冰箱里，但不能存放太久。

干金针菜要注意防晒防潮，应该将它们装在密封的塑料袋里，置于干燥、阴凉的环境里。

【注意事项】

鲜嫩的金针菜中含有一种叫秋水仙碱的物质，它在参与人体的新陈代谢过程中，会生成氧化二秋水仙碱，这种物质对人体的呼吸道、胃肠有强烈的刺激作用，人吃后会出现恶心、胃痛、腹泻的症状，甚至还可能产生血尿症。因此，在吃新鲜金针菜的时候，千万不要直接食用，应先泡水两小时然后再用大火煮熟，或者将其蒸熟、晾干，以备烹调菜肴。

【推荐食谱】

金针菜炖鸡

原料：

干金针菜 120 克，鸡肉 800 克，姜、葱、料酒、味精、盐适量。

做法：

1. 金针菜泡发洗净，去梗；

2. 锅内放适量水，放入鸡肉煮沸，撇去浮沫后加入料酒、盐、葱、姜，炖至鸡肉熟烂，再加金针菜烧至入味，加味精即可出锅。

功效：

此菜能够对肾脏有良好的补益作用，且有助于男性添精。

三丝金针菜

原料：

干金针菜 60 克，水发香菇、冬笋、胡萝卜各 50 克，料酒、盐、味精、白糖、麻油、水、淀粉、鲜汤适量。

做法：

1. 金针菜泡软后沥干水；冬笋、胡萝卜洗净切丝；水发香菇洗净切丝；

2. 炒锅放油烧至七成热后投入金针菜和冬笋、香菇、胡萝卜丝一同煸炒，加鲜汤、料酒、盐、白糖、味精，炒沸后用小火焖烧，至金针菜入味后改旺火，再用水淀粉勾芡，淋上麻油即可出锅食用。

功效：

菜对于化痰消肿具有良好的疗效。

苦瓜——去火泄热的"君子菜"

【药效】

苦瓜是祛火圣品，中医认为苦可以泄热，可以固护阴液，刺激分泌胰岛素。苦味的食品及药物性多寒凉，用寒治热，可以达到平衡。因此，常吃苦瓜的人不易上火。

苦瓜因其味苦性寒，故有解疲乏、降暑热、清心明目之功效。

苦瓜干随茶同饮，对降低血糖十分有效。鲜苦瓜泡茶饮，可以缓解中暑发热。

现代医学研究发现，苦瓜内有一种活性蛋白质，能有效促进体内免疫细胞杀灭癌细胞，具有一定的抗癌作用。

苦瓜含有类似胰岛素的物质，有显著降低血糖的作用，是糖尿病患者的理想食品。

【禁忌】

苦瓜性寒，故脾胃虚寒者不宜食用苦瓜。

苦瓜含有奎宁，会刺激子宫收缩，引起流产，孕妇切记不能食用。

【苦瓜简介】

苦瓜也叫凉瓜，为葫芦科一年生草本植物，原产于亚洲热带地区，日本、印度以及东南亚地区栽培历史久远。现广泛分布于热带、亚热带和温带地区。我国栽培历史约600多年，栽培区从南向北拓展，现已分布到全国大部地区。

苦瓜是夏季用来清暑去热的蔬菜，它以瓜瓤、瓜肉味苦而得名。苦瓜与其他食物一起煮、炒，苦味不入其中，故有"君子菜"的美名。

【营养价值】

苦瓜中含有粗纤维、胡萝卜素、磷、铁和多种矿物质、氨基酸等营养物质，其所含的蛋白质、脂肪、碳水化合物等物质比其他瓜类蔬菜含量都高，特别是维生素C的含量每100克高达84毫克，约为黄瓜的14倍，南瓜的21倍，居瓜类之冠。

【食用方法】

苦瓜煮汤、炒食匀可，其清苦爽口、先苦后甜的滋味可以长久回忆。如果想减少其苦味，可以把苦瓜和辣椒一起炒食；或者把苦瓜切成片儿，在上面洒上一些盐渍一会儿，再用水把盐滤掉，这样苦瓜就不苦了。也可以把苦瓜切成块儿，然后煮熟，放进冷水中浸泡，捞出凉拌后进食。

【挑选方法】

苦瓜身上的颗粒越大越饱满表示瓜肉越厚，颗粒小，则表示瓜肉较薄。所以在购买时，要挑瓜身上的颗粒大、果形直立的苦瓜。

从颜色上看，颜色洁白漂亮的苦瓜往往比较新鲜，而如果出现黄化，则表示它已经过熟，果肉也不再脆，失去苦瓜应有的口感。

表面出现损伤的苦瓜不要买。

如果想生吃苦瓜，那么最好挑选重量在1斤左右的。因为这样的苦瓜一般不会太苦，比较适宜生吃。

【储存方法】

新鲜的苦瓜可放在冰箱的蔬菜盒内储存，但为了避免营养物质流失，最好不要放太久。

如果用纸类或保鲜膜将其包裹储存，可以减少苦瓜表面的水分流失，保护其柔嫩度，以避免擦伤而损及品质。

【食物相克】

苦瓜 + 豆腐 = 生成草酸钙

苦瓜 + 山竹 = 寒凉过度

【推荐食谱】

苦瓜炖排骨

原料：

排骨 300 克，苦瓜 300 克，酸菜 250 克，盐、酱油、糖、醋、香油、蒜泥适量。

做法：

1. 排骨剁段、酸菜切碎；

2. 下油爆排骨，再下苦瓜块爆透，下蒜泥及酸菜爆片刻，加入盐、酱油、糖、醋、香油，再用小火炖熟即可。

功效：

能够清热祛火，健胃利食。

苦瓜拌芹菜

原料：

苦瓜、芹菜各 300 克，芝麻酱、蒜泥适量。

做法：

1. 将苦瓜去皮瓤后切成细丝，用开水烫一下以减少苦味；芹菜洗净切丝后用沸水氽一下；

2. 将芹菜、苦瓜同拌，放入调料调匀即可食用。

功效：

这是一道凉肝降压的良药。

豇豆——糖尿病人的理想食品

【药效】

豇豆含有丰富的膳食纤维，有利于维持正常的消化液分泌和胃肠道蠕动的功能，增进食欲，对于治疗和预防老年性便秘，有非常好的效果。

豇豆含有丰富的维生素 C，能促进抗体的合成，有提高机体抗病毒的作用。

豇豆能治疗呕吐、打嗝等不适。如果婴儿出现积食、气胀等症状，可用生豇豆适量，让宝宝细嚼后咽下，可以起到一定的缓解作用。

豇豆含有的磷脂有促进胰岛素分泌、参加糖代谢的作用，是糖尿病人的理想食品。

豇豆热量和含糖量都不高，饱腹感强，特别适合于高血压、冠心病和糖尿病患者食用。

【禁忌】

油炸或加碱的豇豆不要吃，这类豇豆在制作过程中往往破坏了其中的营养成分。

豇豆不宜烹调时间过长，那样会破坏其中的营养成分。

【豇豆简介】

豇豆别名长豇豆、带豆、姜豆、角豆、饭豆，是一种原产非洲的豆科植物，现广泛分布于热带、亚热带和温带地区。豇豆分为饭豇豆和长豇豆两种。饭豇豆一般作为粮食煮粥或制作豆沙馅食用。长豇豆又称菜用豇豆，一般作为蔬菜食用，既可热炒，又可焯水后凉拌。

市场上的菜用豇豆有三类品种：一是白荚型，荚果粗长肥嫩，淡绿或绿白色，肉薄，质地疏松，吃口软糯，全国各地普遍栽培，从市场的货架上看到的主要是这类品种，适于炒食或清蒸后做凉拌菜；二是绿荚型，荚果细长，深绿色，肉厚，豆粒小，不露籽，吃口较脆，特别适用于做泡菜；三是红荚型，荚果紫红色，粗短，肉质中等，种植较少，但富含类黄酮，是一种强有力的抗氧化剂，常食对健康有益。

【营养价值】

豇豆性味甘平，有健脾肾、生精液的功效，特别适合于老年人，尤其是食少脘胀、呕逆嗳气的脾胃虚弱者。豇豆无毒，不会发生食物中毒的现象，食用方便又安全。豇豆含钠量低，每 100 克豇豆含钠 4.6 毫克，远远低于大白菜、小白菜、油菜和芹菜等蔬菜。许多老年人心、肾功能不太好，常有腿肿、脚肿、夜尿多的症状，含钠量低的豇豆很适合他们食用。

【食用方法】

豇豆的食用方法很多，素炒荤炒都好吃。豇豆可凉拌，将豇豆洗净焯好后摊开晾凉，然后加入醋、蒜、少量糖、油，爱吃芝麻酱的，可先用凉开水或醋将麻酱解开，再和豇豆一起拌。在河南、陕西等地有一种吃法，是把豇豆加入少量的面粉或玉米面，拌匀后上屉蒸，熟后蘸醋、蒜汁、辣椒油吃，既可以当菜，又可以当饭。豇豆如果可以制成四川泡菜，切碎与肉末同炒，俗称酸豆角炒肉，喝粥时当咸菜，味道也不错。

【挑选方法】

豇豆以豆粒数量多，排列稠密的品质最优。

荚果尾巴细长是高温干旱结生的典型症状，一看便知品质低劣。

【储存方法】

将新鲜豇豆洗净，控水后放到微波炉中，用小功率加热 2～3 分钟，待其脱去一部分水分并有些发蔫时，拿出放凉，再用保鲜袋密封，放入冰箱中，这样可保存很长时间。

【推荐食谱】

豇豆烧肉

原料：

猪五花肉 500 克，豇豆 250 克，植物油、白糖、甜面酱、料酒、蒜瓣、葱段、姜片、盐适量。

做法：

1. 猪肉刮洗干净，切成 3 厘米见方的块；将豇豆撕去老筋，掐成 2 厘米长的段；

2. 锅内倒入植物油，烧至五成热时放入蒜瓣炸成金黄色捞出，再放入肉块煸炒出油，然后放入料酒、葱段、甜面酱、姜片、盐和少许开水，用火烧沸后改用小火焖至八成熟，再放入豇豆、蒜瓣、白糖，烧至肉烂豆熟，再用旺火收汁即可。

功效：

这是一道健脾利胃的美味佳肴。

豇豆饭

原料：

豇豆 150 克，大米 200 克，油、盐适量。

做法：

将豇豆与大米一同煮成饭，用油、盐调味后即可食用。

功效：

此饭能够益气、健脾、消肿。

蚕豆——益气健脾的好食物

【药效】

蚕豆性味甘平，能益气健脾、利湿消肿，特别适合脾虚腹泻者食用。

蚕豆中含有丰富的碳水化合物、优质蛋白质、磷脂、丙氨酸和酪氨酸等，有益于肾脏病患者的康复。

蚕豆中的维生素 C 可以延缓动脉硬化。

蚕豆是抗癌食品之一，对预防肠癌有作用。

蚕豆所含的粗纤维较少，容易消化吸收，所以老人、幼儿或有胃肠病者适宜吃蚕豆。

【禁忌】

蚕豆含有致过敏物质，不适宜过敏体质的人食用，否则会产生不同程度的过敏、急性溶血等中毒症状，即俗称的"蚕豆病"。

父母或祖父母有过"蚕豆病"的人，不宜进食蚕豆及其制品，也不宜沾染蚕豆花粉。

蚕豆不宜生吃，应将生蚕豆多次浸泡后再进行烹制。蚕豆性滞，多吃会令人腹胀、损伤脾胃，脾胃虚弱者不宜多吃。

【蚕豆简介】

蚕豆别称胡豆、佛豆、仙豆、罗汉豆等，荚果大而肥厚，种子椭圆扁平。埃及人喜欢甜食，正式宴会或富裕家庭正餐的最后一道菜都要上甜品，蚕豆便是其中必不可少的一种。

一般吃蚕豆主要是吃青蚕豆。市场上的青蚕豆有两类：一类是本地豆，原系三林、大场一带种植，现为常熟、启东等地种植，荚果皮色淡；另一类是大豆，又叫皂荚豆，皮色深，荚果狭长，每荚 3—4 粒豆。

【营养价值】

蚕豆蛋白质含量高，并含有钙、铁、磷、锰等多种微量元素和少量维生素，有增强记忆力的作用。蚕豆中所含的磷脂，是细胞膜、线粒体膜、微粒体膜结构的物质基础，膜的通透性、突触功能、受体等也都依赖于磷脂，因此食用蚕豆对人体的营养有重要意义。

蚕豆中丰富的钙有利于骨骼的吸收与钙化，能促进人体骨骼的生长发育，而且蚕豆的蛋白质不含胆固醇，食用不仅可提高食品营养价值，还可预防心血管疾病。

【食用方法】

蚕豆的制作方法多种多样，制成的食品也是花样百出，例如油炸蚕豆饼、炖蚕豆、焖烂蚕豆、干炒蚕豆、熬蚕豆粥等。

【挑选方法】

以颗粒饱满、颜色光亮的蚕豆为上品。

【储存方法】

为了保鲜，并防止受潮、变色，可将买回的蚕豆放入密封容器内，置于低温、干燥、避光的环境中，贮存温度保持在 4℃ 以下，这样可延缓蚕豆的变色速度。

【食物相克】

蚕豆 + 田螺 = 引发结肠癌

【推荐食谱】

蚕豆炒韭菜

原料：

水发蚕豆 80 克，韭菜 150 克，生姜末、糖、盐、料酒、葱、香油、蒜末、水适量。

做法：

1. 韭菜洗净沥干后切段，备用；将蚕豆剥去外壳；

2. 将锅内放油烧热，放入生姜末爆炒至金黄色；

3. 将蚕豆放入锅中并加水 80 毫升，炒至熟软；

4. 最后加入韭菜及其余调味料，拌炒片刻即成。

功效：

经常食用此菜，可以帮助消化、消除腹胀。

红薯——可以当做主食的蔬菜

【药效】

红薯中富含大量的钙和镁，可以有效预防骨质疏松症，中老年人不妨适当多吃。

红薯能阻止胆固醇在血管壁上沉积，对于预防或缓解心脑血管疾病相当有效。

红薯含有独特的生物类黄酮成分，能够促使排便通畅，从而有效抑制结肠癌的发生。

红薯富含膳食纤维，能提高消化器官的机能，滋补肝肾，对机体的衰弱也有恢复效果，并可以有效地治疗肝炎和黄疸。

红薯属碱性食物，有利于维护人体血液的酸碱平衡，常吃红薯对于促进老人身体健康尤为重要。

【禁忌】

凉的红薯不宜食用，否则容易导致胃腹不适。

红薯能使胃产生胃酸，所以胃溃疡及胃酸过多的患者不宜食用。

发芽的红薯和烂红薯可使人中毒，不可食用。

红薯含有大量淀粉，可以加工成粉条食用，但制作过程中往往会加入明矾。若过多食用加入明矾的红薯制品，会导致铝在体内蓄积，不利健康。

红薯里含糖量较高，并含有"气化酶"，所以不能多吃，否则会产生大量胃酸，使人感到"烧心"。平时可和米面搭配着吃，并配以咸菜或喝点菜汤即可避免这种现象。

在做肝、胆道系统检查或胰腺、上腹部肿块检查的前一天，不宜吃红薯、土豆等胀气食物。

【红薯简介】

红薯，又称地瓜、番薯、山芋等，在 16 世纪传入我国，至今有近 500 年的栽培历史。红薯营养丰富，味道甜美，易于消化，可供给大量热能，所以有的地区把它作为主食。在海南，沿海渔村习惯以红薯为主食。

【营养价值】

红薯中的碳水化合物含量高 23.1%，所含热量也高但不含脂肪。而且，红薯富含膳食纤维、生物类黄酮、维生素 C、维生素 A、维生素 B1、钾和胡萝卜素等营养元素。此外，红薯还含有丰富的赖氨酸，而这恰恰是大米、面粉等食品所欠缺的，因此将红薯与米面混吃，可得到更为全面的蛋白质补充。就总体营养来说，红薯可谓是粮食和蔬菜中的佼佼者。

【食用方法】

红薯以肉质根供食用，食用方法多种多样，可制作成干点吃，也可以直接将其烧煮吃。红薯最知名的吃法是煨红薯、红薯糖水和红薯粥。

如果在牛奶或豆奶中溶入红薯粉饮用，对老人与儿童特别合适。

【挑选方法】

红薯的选购比较简单，挑选干净、饱满、颜色纯正的即可。如果一旦发现颜色变黑，无论价钱多便宜都不要购买。

【储存方法】

红薯的贮存温度最好控制在 15℃ 上下，如果温度过高，容易生碱；温度过低，就会受冻，形成硬心，难的难煮。

在贮存前，应将红薯在阳光下晾几小时，以免红薯受潮，引起病菌侵害，造成腐烂。

将生红薯切成片，放到干燥、通风的地方晒干，然后把红薯片放在干燥地方保存起来，吃前用水冲洗干净，再烹煮食用，味道同样鲜美。

【注意事项】

出现黑斑的红薯绝对不能食用，否则会引起中毒，这是因为黑斑病菌排出的毒素中含有番薯酮和番薯酮醇，会使红薯变硬、发苦，用水煮、蒸或烤等方法都不能彻底杀灭，进入人体后对肝脏有害，会引起呕吐、腹泻等症状。

【食物相克】

红薯 + 香蕉 = 腹胀

红薯 + 柿子 = 结石

【推荐食谱】

红薯粥

原料：

新鲜红薯 300 克，粳米 80 克，白糖适量。

做法：

将红薯洗净后切成小块，加水与粳米一同煮成稀粥，待粥成时加入适量白糖，再煮沸两次即成。

拔丝红薯

原料：

红心红薯 600 克，熟芝麻 40 克，植物油 500 克（实耗 60 克），白糖 100 克。

做法：

1. 将红薯去皮后切成滚刀块，用热油炸成浅黄色，熟后捞出备用；

2. 加入 100 克清水于锅火上，烧开后下入白糖并不断搅炒，待白糖起花后将炸好的红薯块放入，翻炒均匀，使糖花均匀地挂在红薯块上，然后取芝麻撒在红薯上，迅速装盘；

3. 带上一碗凉水，供食者蘸水。蘸水后红薯块上的糖降低了温度，吃时不烫嘴。

功效：

具有清香开胃之效。

平菇——抗癌的良药

【药效】

平菇是一种抗癌食品，具有直接的防癌抗癌作用。这是因为平菇中的蛋白多糖体对癌细胞有很强的抑制作用，并能增强肌体的免疫功能。

平菇性微温、味甘，它能补脾胃、除湿邪、且具有舒筋活络的功效，因此患有腰腿疼痛、手足麻木等病症的人经常吃些平菇可以缓解和治疗这些病症。

平菇能够降低血压和血液中的胆固醇，因而是高血压和心血管病人理想的保健食品。

长期食用平菇，能够防治肝炎、胃溃疡、十二指肠溃疡等病；除此之外，还能调节妇女更年期综合征，改善人体的新陈代谢，从而增强体质。

【禁忌】

由于平菇补虚，一般没有什么禁忌。

【平菇简介】

平菇的别名有侧耳、冻菌、蚝菌、北风菌、鲍鱼菌、耳菇等，属蘑菇科，为优质真菌。平菇由子实体和菌丝体组成。子实体为公用部分，菌盖复瓦状丛生或叠生，幼小时灰色，菌肉白色，肥厚柔软，长柄侧生；菌丝体是营养器官，白色或毛状，可分解基层，吸收养分。

平菇味道鲜美，营养丰富，既能食用又能药用，目前在我国各地都有分布，尤以北方居多。

【营养价值】

平菇的营养丰富，100 克干平菇中含粗蛋白 27 克，是猪肉的 1.5 倍，鸡蛋的 2.6 倍；纤维素 8.3 克，脂肪 1.5 克，并且含有丰富的维生素类以及钙、磷、铁等微量元素。除此之外，平菇还含有 18 种氨基酸，其中包括 8 种人体必需氨基酸。这些营养物质对于增进人体营养、改善人体新陈代谢、增强体质、调节植物神经等有很大的益处。

【食用方法】

平菇一般的吃法是炒食或做汤。如果把平菇洗干净，把水控掉，再把平菇放到热油里面炸十几秒钟，然后捞上来撒上花椒盐或者沾甜辣酱吃，也是一种不错的吃法。

【挑选方法】

选购平菇时，如果遇到新鲜的平菇雪白透亮、灰土未沾，最好不要买，因为这很可能是用漂白粉泡过的。虽然很白，但买回来一段时间后颜色就特别难看，吃起来味道也很差。

好的平菇是生长在草灰里的，所以一般会沾上草灰，看上去很脏，摸上去会黏糊糊的，选购这类平菇才让人放心。

【储存方法】

新鲜平菇储存时可以先在 0.6% 的盐水中浸泡 15 分钟，捞出沥干水后装入塑料袋，这样可以保鲜时间长些。

【推荐食谱】

平菇炒鸡蛋

原料：

鲜平菇 300 克，鸡蛋 200 克，胡椒粉、精盐、葱丝、食用油等适量。

做法：

1. 将鸡蛋打入碗内搅匀，平菇洗净后切成丝；

2. 将平菇丝、葱丝在烧热的油锅里煸炒，并放入精盐、胡椒粉调味；

3. 将炒好的平菇丝置于锅边，再将鸡蛋炒熟，然后和平菇丝一起炒匀调味即成。

功效：

此菜可作为体虚、气血不足、食少乏力、头昏眼花、产后乳汁不多以及癌症患者的辅助食疗菜肴使用。

平菇炖肉

原料：

猪肉 600 克，鲜平菇 600 克，料酒、精盐、葱段、姜片、食用油适量。

做法：

1. 将洗净后的猪肉放沸水锅焯一会儿，捞出切成块；

2. 平菇洗净后撕成小片；

3. 把葱、姜在热油中煸香，然后放入肉块煸炒，烹入调料煸炒至水干，加入热水、精盐，用旺火烧沸改为小火炖至肉烂，放入平菇炖至入味即成。

功效：

此菜对高血压、胃溃疡、十二指肠溃疡、慢性胃炎等病症有很好的疗效，并能改善人体新陈代谢、增强体质和预防癌症。

金针菇——丰富的"蛋白质库"

【药效】

金针菇含有丰富的锌元素，能够促进儿童智力发育，具有健脑的作用，被誉为"益智菇"。

金针菇是一种高钾低钠的食品，可以预防和治疗肝脏病及胃肠道溃疡，特别适合高血压患者和中老年人食用。

金针菇中含有的朴菇素与糖蛋白，具有显著的抗癌功能。

金针菇含有膳食纤维，能降低胆固醇，抑制血脂升高，防治心脑血管疾病，并对某些重金属有解毒、排毒作用。

除了能防病外，金针菇还利于美容、减肥。

【禁忌】

金针菇宜熟食，不宜生吃。

变质的金针菇不要吃。

金针菇性寒，所以脾胃虚寒或阳虚患者不宜吃得太多，否则会加重病情。

【金针菇简介】

金针菇，别名金菇、毛柄金钱菌、朴菇等，干品形似金针菜，故名金针菇。其菌肉白色，比较薄，菌柄呈黄褐色，是菇类中的"蛋白质库"。

金针菇广泛分布于亚洲、欧洲和北美等国。

【营养价值】

据实验测定，每100克干金针菇中含碳水化合物32.3克，蛋白质17.8克，脂肪1.3克，还含有钙、铁、磷和粗纤维、多种维生素、胡萝卜素等。而且，金针菇的氨基酸模式与人体需要的较接近，其中精氨酸、赖氨酸、亮氨酸含量尤多，有利于儿童智力发育。所以一般人都可食用金针菇，尤其适合气血不足、营养不良的老人和儿童。

【食用方法】

金针菇菌柄脆嫩，菌盖黏滑，味道鲜美爽口。食用方式花样百出，可煮汤、清炒，亦可凉拌，也是火锅常用的原料之一。

【挑选方法】

挑选新鲜金针菇时，拣饱满、整齐、菇底白色、菇脚嫩而轻的。如果菇脚粗大，说明韧而无香味；菇底是咖啡色的则不新鲜，说明香味已流失；这两类最好都不要买。

选干金针菇时，由于其属于袋装食品，一定要仔细检查袋子的密封程度及袋上所标的产品名称、产地、等级、保质期等。

【储存方法】

新鲜金针菇须低温储存，如果温度能控制在0℃左右，可储存两周。

如果放入冰箱储存，须要保持高湿度，防止水分散失，以使菇伞饱满。

【食物相克】

金针菇 + 驴肉 = 诱发心绞痛

【推荐食谱】

金针菇冬瓜汤

原料：

金针菇适量，冬瓜250克，盐适量。

做法：

将原料共煮，加盐汤食即可。

功效：

这是一道瘦身减肥的美味之汤。

金针菇萝卜汤

原料：

金针菇200克，白萝卜300克，盐、香油、白胡椒粉少许。

做法：

1. 将金针菇、白萝卜洗净，萝卜切丝；

2. 先将白萝卜在开水中烫2分钟，再放入金针菇，稍后捞起；

3. 将金针菇、白萝卜放入锅内，加入600毫升水，用小火煮开；再加入少许香油、盐、白胡椒粉调味即可。

功效：

经常饮此汤能够有效降低血液中的胆固醇含量。

香菇——菌类中的"灵芝草"

【药效】

香菇含有丰富的维生素D，能促进钙、磷的消化吸收，有助于骨骼和牙齿的发育。常吃香菇，能防止佝偻病的发生。

香菇中含有嘌呤、胆碱、酪氨酸、氧化酶以及某些核酸物质，可以有效预防和治疗胆固醇和高血压。

香菇中的蘑菇核糖核酸可刺激人体产生干扰素，消灭人体内的病毒，故多吃香菇可预防感冒等疾病。香菇含有 β－葡萄糖辛酸，能加强人体的抗癌作用和抑制肿瘤细胞的生长。

香菇中含有丰富的钙、磷、铁、钾等无机盐，因此，血脂偏高、肝脾衰弱、食欲不振者多吃香菇有较好的保健作用。

香菇中含有的微量元素及丰富的维生素 B_2、维生素 D 及维生素 A 原，是美容养颜、护发养发的好原料，所以常食香菇能促进血液循环，抑制黑色素，滋养皮肤。

【禁忌】

香菇属发物，如患有皮肤病而又正服用中药，最好不要吃香菇，否则食用后会影响药效。

香菇中含有一种叫做普林的物质，因此痛风患者最好不要吃香菇，尤其在急性发作期间。

【香菇简介】

香菇又名香蕈、木腐性命菌，是菌类中营养最为全面的蘑菇，位列草菇、平菇、白蘑菇之上，素有"植物皇后"之称。香菇是菌类中的"灵芝草"，自古以来被誉为"仙家之珍品"，近年来更被美国科学家称为"抗癌新兵"。

香菇不仅口感肉嫩，香气沁人，味道鲜美，而且营养丰富，是人们钟爱的山珍美味之一。在我国历史悠久，分布广。明朝时曾为著名的宫廷贡品，现已成为中国人餐桌上的家常菜肴。

【营养价值】

香菇每 100 克干品中含蛋白质 20 克，脂肪 1.2 克，碳水化合物 30.1 克，膳食纤维 31.6 克，维生素 $B_1$0.19 毫克，维生素 $B_2$1.26 毫克，尼克酸 20.5 毫克，钙 83 毫克，磷 258 毫克，铁 1.05 毫克，营养价值非常丰富。

【食用方法】

香菇油性大，菌盖和菌柄都很肥嫩，所以既可以单独食用，也可以与鸡、鸭、鱼肉相配。香菇可以通过炒、烧的方法烹调出美味菜肴，也可通过煮、炖的方法熬出鲜美可口的汤。

香菇清洗时比较麻烦，您可以在菇体泡透发软后，用手按同一方向搅动，这样香菇的菇面赃物和藏在菇褶里的泥沙在搅动过程中就会掉在水里，清洗得既干净，又不会破坏掉它的营养成分。而且，浸泡香菇不要用冷水，最好用80℃左右的温水，这样才不至于使它的香味减少。

【挑选方法】

香菇菇面完整且有花纹，肉质厚实，底色浅黄，菇面大，气味淡香，无虫蛀、霉变和杂质，就是上等品质的香菇。菇面没有花纹的稍次一级。

有虫蛀和杂质的香菇最好不要选购。

【储存方法】

干香菇的存放要注意防潮，一旦受潮，菇体就容易生虫变质。

新鲜香菇的保存温度最好控制在5℃以下，并要维持相对较高的湿度。

不要把香菇与生腥食物或化学物品混放在一起，香菇容易吸附它们的异味而无法再食用。

【推荐食谱】

红枣香菇汤

原料：

干香菇20只，红枣10颗，料酒、精盐、味精、姜片、花生油适量。

做法：

1. 将红枣洗净去核；将干香菇用温水浸发至软，洗去泥沙；

2. 在炖盅内加入澄清过滤的泡发香菇的水和适量清水，放入香菇、精盐、姜片、味精、红枣、料酒、熟花生油，盖上盅盖，上蒸笼蒸60分钟左右，出笼后即可食用。

功效：

此汤能够增白养颜，是女性朋友的上好之选。

香菇鸡翅根

原料：

鸡翅根500克，香菇150克，黄酒、酱油、葱、姜、盐、味精、色拉油适量。

做法：

1. 将香菇洗净后放入温水中浸泡2个小时使之变软，香菇水留待烹调时使用；

2. 锅内放入少许色拉油，烧至八分热时放入葱、姜爆香，再将鸡翅根下锅，煎至微黄；然后放入香菇、香菇水、黄酒、酱油、盐，用中火烧制，到香菇、鸡翅根熟烂后调入味精即可食用。

功效：

此佳肴可以补充体力和身体所需要的各种营养。

海带——含碘冠军

【药效】

海带对于女性来说是很好的营养品，因为它含有大量的碘，能够刺激垂体使女性体内雌激素水平降低，从而恢复卵巢的正常机能并纠正内分泌失调，消除乳腺增生的隐患。

海带含有一定的硒元素，经常食用可防癌。

海带表面有一层叫甘露醇的"白霜"，这种物质是一种作用很强的利尿剂，对降低眼内压、颅内压和减轻浮肿、脑水肿很有效。

海带内富含胶质，它能促使体内的放射性物质随同大便排出体外，从而减少放射性疾病的发生率。

海带有降血脂、降血压、降低血清胆固醇、加快胆固醇的代谢和排出、预防动脉硬化的作用。

海带有美容作用，用海带熬成的汤汁泡澡可以润泽肌肤，使皮肤清爽细滑、光洁美丽。而常食海带对头发的生长、润泽、乌黑、光亮有特殊的功效。

【禁忌】

由于海带性寒，所以脾胃虚寒者不宜食用。

海带含碘量高，甲亢病人不宜食用。

进食海带后，不宜马上喝茶，也不宜吃过酸的水果。

由于海带含碘丰富，所以孕妇和处于哺乳期的产妇不宜多吃，否则碘会随血液循环进入胎（婴）儿体内，引起胎（婴）儿甲状腺功能障碍。

【海带简介】

海带又称昆布，是一种大型褐藻类植物，形状如带，故名海带。海带一直有"长寿菜""含碘冠军""长生不老药"的美誉，可见它是一种保健长寿食品。

海带属于强碱性食物，经常吃些海带，有利于食物的酸碱搭配，以达到体液酸碱平衡。营养学家认为，海带是理想的女性健康食品，因其所含的热量较低，胶质和矿物质较高，易消化吸收，抗老化，吃了后不仅有美容功效，而且不用担心发胖。

【营养价值】

海带几乎不含脂肪与热量，维生素含量也微乎其微。尽管如此，但它却含有丰富的矿物质（无机物），如钙、钠、镁、钾、磷、硫、铁、锌等，以及硫胺素、核黄素、硒等人体不可缺少的营养成分。因此，从营养学的观点来看，海带可谓是罕有的神奇食品。

【食用方法】

用海带煮汤、炒食或凉拌均可。由于海带含有褐藻胶物质，在食用时不易煮软，但如果把海带放在蒸笼里蒸半个小时，再用清水泡上一夜，则会变得酥嫩软烂。需要注意的是，由于现在全球水质污染加重，海带中很可能含有一些有毒物质，所以烹制前应先用清水浸泡三四个小时，并且中间换一两次水。

【挑选方法】

选购海带时，最简单的方法就是从颜色上判断。优质的海带呈褐绿色或深褐绿色。如果呈其他颜色，则说明海带有问题。

海带中含有碘和甘露醇，这些物质多呈白色粉状附在海带的表面。所以白色粉末附着的多少是检验海带质量高低的重要条件。

【储存方法】

干海带要在阴凉、干燥的环境中保存，这样才能防止其受潮变质。

海带浸泡后，可以把它们放在冰箱里，但为避免变味和营养流失，不可久放。

【食物相克】
海带＋猪血＝便秘

【推荐食谱】

凉拌海带丝

原料：
海带500克，香油、精盐、酱油、味精适量。
做法：

将海带洗净后切丝，放入水中稍煮片刻，然后捞起后沥干水，再放入香油、精盐、酱油、味精各少许，搅拌均匀后即可食用。

功效：

此凉菜具有清热开胃之效。

海带炖豆腐

原料：

海带 200 克，豆腐 500 克，精盐、姜末、葱花、植物油适量。

做法：

1. 豆腐切成大块；海带用温水泡发，洗净后切成菱形片；

2. 将豆腐放入锅内加水煮沸，捞出晾凉后切成小方块；

3. 炒锅加油烧热，放入姜末、葱花爆香，再放入豆腐、海带、精盐，加水适量，用大火烧沸后改用小火，再炖大约半小时即成。

功效：

此菜能够补中益气、降压平喘。

紫菜——微量元素的宝库

【药效】

紫菜与海带一样，含有较多的甘露醇，具有很强的利尿作用和消水肿的作用，同时利于保护肝脏。

紫菜富含硒元素，有利于预防大肠癌。

紫菜可减缓人体衰老，并对改善记忆力很有好处。

紫菜中含有较多的碘，具有美容作用，可使头发乌黑秀美。

【禁忌】

痛风患者应少食紫菜，因为紫菜中的嘌呤会加重患者的病情。

紫菜含碘量高，所以甲亢患者也不宜多吃。

如果正服用可增高血钾的药物，则不宜吃含钾过高的紫菜，否则可能会引起高钾血症，出现腹泻、腹胀等症状。

【紫菜简介】

紫菜属低等植物，属海藻类蔬菜，它是一种大型红藻，以叶状体作蔬菜食用，微量元素含量丰富，素有"微量元素的宝库"之称。紫菜主要分布于亚热带及温带的沿海，我国主要产区是福建沿海，其次为浙江沿海。它生长于浅海潮间带的岩石上，最常见品种有圆紫菜、长紫菜、紫菜、甘紫菜等。

【营养价值】

紫菜营养丰富，所含的蛋白质是大米的 6 倍，核黄素比香菇多 9 倍，维生素 A 约为牛奶的 67 倍，维生素 C 为卷心菜的 70 倍，脂肪比海带多 8 倍，蛋白质比鲜蘑多 9 倍，所含磷质也居藻类之首。而且，每 100 克紫菜中，有含量高达 8.43 微克的硒元素，非常利于抗癌。

【食用方法】

紫菜易溶于水，适于做汤。做汤时，宜先将汤烧沸，下配料或调料，最后再把紫菜下入并立即起锅，以免紫菜因烧煮时间过长损失营养成分。紫菜使用前应用清水泡发，以清除污染物、毒素。若紫菜在凉水中浸泡后呈蓝紫色，说明被有毒物质污染，不能食用。

【挑选方法】

新鲜的紫菜颜色暗绿油亮。

如果紫菜发紫，表面不平滑，像一张粗糙的纸，表明紫菜受潮时间过久，就不宜选购了。

选干紫菜要找没有洞的，颜色深紫，薄而有光泽，一般接近乌黑色的比较新鲜，而且还要看包装袋底部有没有沙子，以确定紫菜是否干净。

【储存方法】

紫菜极易受潮，所以一定要存放到干燥的环境里。

【食物相克】

紫菜 + 柿子 = 生成不溶性结合物

【推荐食谱】

虾米紫菜汤

原料：

紫菜 20 克，虾米 25 克，鸡骨汤 800 克，葱末 5 克，精盐 2 克，酒 10 克，味精 2 克，熟植物油 5 克。

做法：

1. 紫菜撕成小块，虾米加酒和水浸软；

2. 锅里下鸡骨汤，加紫菜、虾米、精盐烧沸，撇去汤面浮沫，加入味精调匀，淋入熟油，洒上葱末，倒入大汤碗里。

功效：

这道菜非常适合孕期妇女食用。虾米有营养强壮作用，能补肾，对孕妇保健及胎儿生长发育有益。紫菜营养丰富，富含蛋白质、维生素 A、维生素 C、钙、碘，能促进骨骼、牙齿生长，其中还含有较多的铁，可防治孕妇贫血。

紫菜拌豆腐

原料：

豆腐 500 克，水发紫菜 50 克，松花蛋 1 个，香菜 20 克，酱油、白糖、味精、红辣油、香油各适量。

做法：

1. 将水发紫菜切成细茸，加些凉开水冲开，另将葱、香菜用沸水烫一下备用；

2. 豆腐切成大片，松花蛋去壳，切成绿豆大小的粒待用；

3. 将豆腐片排在鱼盘里，撒上紫菜、葱、松花蛋，放入酱油、白糖、红辣油、味精、香油即可。

功效：

紫菜性寒，能化痰软坚，清热利尿，养心降压。豆腐富含优质蛋白质，与紫菜一起食用，清淡爽口，是一道味美价廉的佳肴。

豆腐——肌肤美白的好食物

【药效】

豆腐中含有白酶抑制素、肌醇六磷酸酶、植物固醇、皂苷以及异黄酮，这些物质都是抗癌尖兵，所以豆腐对于预防癌症具有显著作用。

豆腐具有美白肌肤的作用，因为它含有一种特殊物质，能够抑制皮肤黑色素的合成，而黑色素是造成皮肤变黑的主要因素。

豆腐中含有大量雌激素，妇女经常食用，能够有效减少更年期症状。

豆腐在制作过程中，许多粗纤维已经被去除，降低对胃黏膜的刺激作用，比较适合肠胃病患者以及消化功能不良的人食用。

豆腐不含胆固醇，高血压、冠心病以及心脑血管疾病患者食之无碍。

【禁忌】

豆腐食用过多会加重肾脏负担，所以肾功能不全者，特别是老年人，不宜大量食用豆腐。

豆腐中含有多种氨基酸，这种物质在酶的作用下会转化为半胱氨酸，而半胱氨酸容易使胆固醇和甘油三酯沉积在动脉壁上，加速动脉硬化，所以有动脉硬化症状的人不宜食用豆腐。

豆腐中含有一种叫皂苷的物质，它能促进人体内碘的排泄，导致人体碘需求量不足，所以有缺碘症状的人，不宜长期大量食用豆腐。豆腐内含嘌呤较多，嘌呤代谢失常的痛风病人和血尿酸浓度增高的患者不宜进食豆腐。

【豆腐简介】

根据史学家考证和推断，豆腐是在距今一千多年前的五代十国时期发明的。宋代时的文学家苏东坡曾有"煮豆为乳脂为酥"（指豆腐）的诗句。

豆腐的制作方法是先把大豆用水浸胀，磨成豆浆，再放在锅里煮熟。然后在豆浆中加入适量的盐卤（主要成分是氯化镁）或石膏（硫酸钙），豆浆就慢慢凝成豆腐花（又叫豆腐脑，南方俗称豆花）。最后用布放在木架中将豆腐花中的水滤去一部分，豆腐就做成了。

【营养价值】

豆腐作为食药兼备的食品，具有益气、补虚等多方面的功能。一般100克豆腐含钙量为140160毫克，而且豆腐含蛋白质量比较高，它含有8种人体必需的氨基酸和动物性食物缺乏的不饱和脂肪酸、卵磷脂等。因此，常吃豆腐可以保护肝脏，促进机体代谢，增强免疫力并且有解毒作用。

【食用方法】

豆腐本身是熟制品，可以生吃、拌吃、炒吃、炖吃，但需要注意的是，豆腐中缺少一种氨基酸——蛋氨酸，若单独食用，蛋白质利用率低。因此，豆腐在食用时，最好搭配蛋类、肉类食品，这样便可提高豆腐中蛋白质的利用率。

【挑选方法】

选购豆腐要根据需要来决定是选硬豆腐还是软豆腐。如果准备煎炒豆腐，或准备做成各种形状的豆腐，那么应该选择硬豆腐；如果准备搅拌后食用，就应选择软豆腐。

过白的豆腐不要选购，因为这种豆腐一般添加了漂白剂。豆腐本身的颜色是略带微黄的。

买盒装豆腐时，要到有良好冷藏设备的场所购买。如果包装有凸起的盒装豆腐不要购买了，因为里面的豆腐可能已经腐坏。

【储存方法】

豆腐一般容易腐坏变臭，所以豆腐买回后要浸泡到水里，并放入冰箱冷藏。即使准备食用，在外边的放置时间也不要超过 5 小时。

【食物相克】

豆腐 + 蜂蜜 = 易腹泻、损害听力

豆腐 + 菠菜 = 损失钙

【推荐食谱】

红白豆腐羹

原料：

嫩白豆腐 300 克，胡萝卜 60 克，白萝卜 10 克，青豆粒 10 克，盐、鸡精、白糖、水淀粉、熟鸡油适量。

做法：

1. 将胡萝卜去皮切成块，豆腐切成像胡萝卜一样的块，青豆粒洗净，白萝卜去皮切成青豆粒一样的粒；

2. 锅内放入胡萝卜块加水烧开，至熟透时再加入嫩豆腐煮片刻，倒入碟中；

3. 另烧锅下油，倒入清汤烧开，再加入胡萝卜块、豆腐块、白萝卜粒和青豆粒，加盐、鸡精、白糖烧透入味，再用水淀粉勾芡，淋入熟鸡油即可。

功效：

此菜能够改善皮肤粗糙，并具美白肌肤之效。

青椒烧豆腐

原料：

豆腐 6 块，青椒 300 克，猪瘦肉 300 克，水淀粉 20 克，色拉油、姜丝、葱花、蒜片、酱油、醋、精盐、料酒、鸡精、白糖、鲜汤适量。

做法：

1. 将青椒洗净后掰成片；将豆腐切成适中的片；将猪瘦肉切成柳叶片，用水淀粉上浆；

2. 取鲜汤放入碗内，加入酱油、精盐、鸡精、醋、料酒、白糖、水淀粉，兑成汁待用；

3. 将炒锅放在旺火上，倒入油；油烧至八成热时，投入豆腐炸至呈黄色，再投入青椒、肉片，用铁筷子划散，倒入漏勺，沥净油；

4. 锅内留少许油，放入姜丝、葱花、蒜片，炒至出香味后倒入事先兑好的汁，再放入豆腐、肉片、青椒，翻炒几下，勾芡炒匀后，点油出锅即可。

功效：

促进消化，补充各种营养。

梨——天然矿泉水

【药效】

梨属寒性水果，味甘中稍带酸，能清内热，消除上火，具有清心润肺的作用，所以吃梨对肺结核、气管炎、哮喘病、咽喉病和上呼吸道感染患者所出现的咽干、声音哑、痰稠等症皆有效。

梨中含有大量的水分和均衡的电解质，发烧病人和脱水患者服用梨汁，可以快速平衡电解质。所以梨有"天然矿泉水"的美称。

煮熟的梨有助于肾脏排泄尿酸和预防痛风、风湿病和关节炎。

梨有降压、养阴、清热的功效，经常食用，对心脏病、高血压、肝炎、肝硬化患者的症状有缓解作用。

【禁忌】

梨性寒凉，当有风寒导致咳嗽、痰白清稀、流清涕、鼻塞喷嚏、头痛怕冷等症状时，不宜食梨。

梨含糖量高，过食会引起血糖升高，加重胰腺负担，糖尿病人应少食。

未成熟的梨不能吃，因为它含有一种石细胞，食用的话会引起消化不良。

妇女坐月子期间不宜多食梨。

【梨简介】

梨又称快果、蜜父、果宗（即百果之宗）、玉乳，俗称沙梨或水梨等，是一种乔木梨树的果实，其味甘微酸，性凉。

梨原产于我国，已有 3000 多年的栽培历史，现在全国各地均有出产，品种约达 1000 多种，著名的有河北鸭梨、安徽砀山梨、河北贡梨和湖北沙梨等，类型各异，但一般外皮呈青色或花色、黄色、白色等，肉质白色。品种不同的梨子，品质也大不相同，但以皮薄、肉白、香甜、清脆、汁多、核小、无渣者为优。

【营养价值】

梨的营养价值很高，古人称之为"果宗"，即"百果之宗"，可见梨在果品中的重要地位。

梨的果肉除含有丰富的果糖、葡萄糖和苹果酸等有机酸外，还含有蛋白质、脂肪、钙、磷、铁以及胡萝卜素、核黄素、硫胺素、尼克酸、抗坏血酸等多种维生素。梨属凉性水果，具有化痰止咳、退热降火、清心润肺等多种功效，许多播音、演唱人员经常食用煮好的梨，来增加口中的津液，以保护嗓子。

【食用方法】

梨除鲜食外，还可以制成梨干、梨饴糖、梨酱、梨汁、梨果露、梨脯、梨罐头、梨酒、梨醋等。家庭还有煮梨、烤梨、蒸梨、冻梨、泡梨等吃法。

梨在生食前，一定要用清水洗净，削皮食用，以防止农药危害身体。

【挑选方法】

果实完整、坚实、无压伤、无虫害、无斑点的梨为上品。

果实太硬的不要选，因为那可能是因为还没有熟透。

【储存方法】

储存梨很简单，装入纸袋中放入冰箱，可储存 2—3 天。

【食物相克】

梨 + 蟹 = 伤人肠胃

【推荐食谱】

雪梨润肺汤

原料：

雪梨2个，沙参10克，蜜枣5个，猪肉200克。

做法：

1. 将雪梨去心切片，猪肉洗净切成小块；

2. 将锅内加入适量开水，放入猪肉、梨片、蜜枣、沙参一同煮1小时，熟后便可食用。

功效：

可养阴润肺。另外，对大便秘结、口干唇燥等也有很好的功效。

蜂蜜梨汤

原料：

生梨1个，蜂蜜或冰糖适量。

做法：

将梨挖心，把蜂蜜或冰糖放入梨内，煮熟，吃梨喝汤。

功效：

治疗慢性气管炎、干咳少痰、口干舌红、便秘等症，可止咳化痰、清热生津。

葡萄——补血良果

【药效】

黑色及红色的葡萄含有丰富的铁质，所以有补血作用，葡萄干的含铁量更高，贫血病人及经期妇女宜多食用。

葡萄中的果糖和葡萄糖含量丰富，大约有30%左右能直接提供人体热能，对病人体力的恢复和运动前的热量补充有明显辅助效果。

葡萄能降低人体血清胆固醇水平，阻止血栓形成，常食葡萄对预防心脑血管病有一定作用。

葡萄中含的类黄酮，是一种强力抗氧化剂，可清除体内自由基，抵抗衰老。

葡萄含有番茄红素，多吃葡萄可以增加男性的精子数量，对原因不明的不育症有较好的疗效。

【禁忌】

葡萄含糖量丰富，多食会引起内热、便秘或腹泻、烦闷不安等症，而且糖尿病人及肥胖者不宜多食。

葡萄中含钾量丰富，多食虽可促进身体对钙质的吸收，但钾会加重肾脏的负担，故肾脏功能不全者不宜进食葡萄。

吃葡萄后不能立刻喝水，否则会导致腹泻，这是因为葡萄中的鞣酸与水产品中的钙质会形成一些难以吸收的物质，从而影响肠胃功能。

葡萄属温热水果，所以体质燥热的人不宜多食。

【葡萄简介】

葡萄又名山葫芦、草龙珠。据记载，葡萄原产于加勒比海域、小亚细亚，至今这些地方仍有野生葡萄。我国古代即有原生葡萄，最早对葡萄的文字记载见于《周礼·地管篇》，其中称葡萄为蒲桃。汉时的司马迁在《史记·大宛列传》中，第一次记载了葡萄引入中国的历史，那是由张骞出使西域后从大宛（今中亚的塔什干地区）将葡萄引入，引进葡萄的同时还招来了酿酒艺人。

现在，葡萄的最大栽培区和消费区在欧洲，尤其是在法国、意大利和西班牙三个国家。收获来的葡萄多被用来酿制味道醇美的葡萄酒。

【营养价值】

葡萄含糖量极高，以葡萄糖为主，可达10%～30%。葡萄中还含有矿物质铁、钙、钾、磷，维生素 B_1、维生素 B_2、维生素 B_6、维生素 C、维生素 P 以及人体所需的多种氨基酸等。经常食用葡萄对预防疲劳、神经衰弱、胆固醇高、血管硬化等症状都大有好处。葡萄制成葡萄干后，糖和铁的含量会相对增加，是妇女、儿童和体弱贫血者的滋补佳品。

【食用方法】

葡萄可以鲜食，也可以干食，而且可以做成多种其他制品。在鲜食时，为防止农药残留毒害，最好先用清水多次洗净果实表面的污物。如有条件，可用0.1%～0.2%的高锰酸钾溶液浸洗消毒。

【挑选方法】

挑选葡萄时应挑选果梗鲜艳、果面完整、果皮无斑痕的葡萄。果梗霉锈、果皮黯淡无光、果面黏湿或有褐斑的，大多已经失鲜，最好不要选购。

从大小上看，大小均匀、果粒饱满、成熟度适中的葡萄为上品。

轻轻提起葡萄的主梗并微微抖动，如果发现果粒牢固、落子少说明葡萄比较新鲜。

【储存方法】

葡萄的储存很简单，放入冰箱即可，大约可以放一周左右。

【食物相克】

葡萄 + 海鲜、鱼 = 呕吐、恶心、腹泻

【推荐食谱】

葡萄干焖鸡块

原料：

葡萄干 100 克，鸡肉 1000 克，番茄 150 克，土豆 500 克，青椒 100 克，新鲜豌豆 100 克，芹菜 50 克，洋葱 50 克，植物油 100 克，醋精、大蒜、精盐、胡椒粉适量。

做法：

1. 将鸡肉切块抹盐、胡椒粉腌片刻；土豆、番茄、青椒洗净后切块；大蒜、芹菜洗净后切末；洋葱洗净后切丁；

2. 将锅内倒入植物油，待油温八成时放入大蒜、洋葱，炒至微黄后放入鸡块一起翻炒至黄色后再加入番茄、芹菜，然后倒入适量汤，用小火焖至八成熟时，放入葡萄干、土豆、青椒、豌豆拌匀，再用小火焖熟，加入精盐、胡椒粉、醋精调好口味即可食用。

功效：

适合高血压患者食用。

山莲葡萄粥

原料：

葡萄干 80 克，山药、莲子各 60 克，白糖少许。

做法：

将山药切片，和莲子、葡萄干一起熬煮成粥，加糖拌匀即可。

功效：

健脾益肾，安神补脑，非常适合身体消瘦，脾气烦躁的人食用。

杏——不含脂肪的低热量水果

【药效】

苦杏仁能止咳平喘，润肠通便，可治疗肺病、咳嗽等疾病。而甜杏仁和干果大杏仁偏于滋润，有一定的补肺作用。

杏中含黄酮类物质较多，这种物质有预防心脏病和减少心肌梗塞的作用。因此，常食杏脯、杏干，对心脏病患者有好处。

杏有很强的抗癌作用，因为它富含维生素 B_{17}，而维生素 B_{17} 又是极有效的抗癌物质，并且 B_{17} 只对癌细胞有杀灭作用，对正常健康的细胞无任何毒害。

杏仁还含有丰富的维生素 C 和多酚类成分，食用杏仁不但能够降低人体内胆固醇的含量，还能显著降低心脏病和很多慢性病的发病危险性。

【禁忌】

未成熟的杏不可生吃。

杏不可过多食用，因为苦杏仁甙的代谢产物会导致组织细胞窒息，严重者会导致呼吸麻痹，甚至死亡。

产妇、幼儿、病人，特别是糖尿病患者，不宜吃杏或杏制品。

【功效】

美容。

杏仁富含维生素 E，有美容功效，能促进皮肤微循环，使皮肤红润光泽。

【杏简介】

杏又名甜梅、吧嗒杏，分为食用杏、药用杏、观赏杏三大类。杏果和杏仁都含有丰富的营养物质。杏果肉黄软，香气扑鼻，酸甜多汁，是夏季的主要水果之一。

我国是杏的故乡，种植历史在 3000 年以上，殷墟甲骨文中就有"杏"字。公元前 2 世纪，杏经"丝绸之路"由伊朗传入亚美尼亚、希腊、罗马等地，后遍植世界温带地区。

【营养价值】

杏的果肉中含胡萝卜素和维生素较多，其中尤以维生素 C 和维生素 A 的含量最高，此外，还含有钙、磷、铁等。杏不含脂肪，是一种低热量的水果。

杏果实营养丰富，含有多种有机成分和人体所必需的维生素及无机盐类，是一种营养价值较高的水果。杏仁的营养更丰富，含蛋白质 23% ~ 27%、粗脂肪 50% ~ 60%、糖类 10%，还含有磷、铁、钾等无机盐类及多种维生素，是滋补佳品。

【食用方法】

杏仁有苦甜之分，苦杏仁一般用来入药，因有微毒而不能多吃；甜杏仁可以作为休闲小吃。杏肉除了鲜食之外，还可以加工制成杏脯、糖水杏罐头、杏干、杏汁、杏酒、杏话梅等，杏仁可以制成杏仁露、杏仁酪、杏仁酱、杏仁点心、杏仁油等。

【推荐食谱】

杏炖猪肺汤

原料：

猪肺 1 个，南杏、北会各 20 克，大芥菜 500 克，生姜 4 片。

做法：

1. 将大芥菜、南杏、北杏洗净，杏稍浸泡；猪肺从其喉部灌入清水到膨胀，反复揉搓，直到冲洗干净；

2. 把杏、猪肺与生姜放进煲内，加入清水 2500 毫升，先用大火煮沸后改用小火煲 2 个小时，再加入大芥菜；

3. 食用时加适量的食盐便可。

功效：

滋阴润肺。

荔枝——健美养颜的水果

【药效】

荔枝性温味甘酸，有补脑健身、开胃理气、益血生津、促进食欲等功效。

荔枝干味道甘酸可口，有补肾、养肝血的功效。

荔枝很适合贫血、胃寒和口臭者食用，尤其适合产妇、老人、体质虚弱者和病后调养者食用。

【禁忌】

荔枝属热性水果，有上火症状的人忌食。

荔枝容易发生过敏反应，过敏体质者不宜吃。

对老人、小孩和糖尿病人来说不宜一次食用过多或连续多食。

如果连续多日大量食用鲜荔枝，易产生头晕、心慌、易饥饿、脸色白、出冷汗等症状。

功效：

美容。

荔枝含有丰富的维生素，常食荔枝能促进微细血管的血液循环，可增加皮肤弹性，使皮肤白皙细腻、更加光滑。

常吃荔枝能防止雀斑的发生。

【荔枝简介】

荔枝是亚热带果树，常绿乔木，原产于我国，是我国岭南佳果，色、香、味皆美，驰名中外，有"果王"之称。荔枝共有60多个品种，其中被人们所熟知的有十几个，如桂味、妃子笑、糯米糍、三月红、灵山香荔、南局红等。

荔枝，味道鲜美甘甜，口感软韧，是有益人体健康的水果，也是人们心目中的高级果品。

【营养价值】

荔枝营养丰富，含有丰富的糖分、蛋白质、多种维生素、柠檬酸、脂肪、果胶、硫胺素、核黄素、尼克酸、抗坏血酸以及磷、铁等。

【食用方法】

荔枝可鲜食，但要避免多食，每天吃 5 颗就足够了。荔枝也可晒成荔枝干，用来酿酒、做菜。

【挑选方法】

果皮新鲜、红润，果柄鲜活不萎，果肉晶莹饱满的为优质荔枝，如果皮发黑褐或黑色是快变质的荔枝。

优质荔枝肉质滑润软糯，香味浓郁，汁多味甜。如果肉质薄，汁少味淡，有酒味或酸涩味的则质量低劣。

手指轻按果实，感到果实紧绷、弹性，是成熟适当的荔枝，如果果实松软，说明已经变质。

【储存方法】

荔枝极易失鲜，故不宜存放，最好一次吃完。

【推荐食谱】

荔枝炒鸡丁

原料：

荔枝 250 克，鸡胸肉 250 克，青、红椒各半根，蛋清 1 个，盐少量，葱段、白葡萄酒各适量。

做法：

1. 荔枝去外壳及籽，青、红椒切菱形片备用；

2. 鸡胸肉切为 2 厘米的小丁，放入调味料腌渍；

3. 起油锅以中火烧至四分熟，入鸡丁滑开，待肉变白加入荔枝、青、红椒略翻一下，然后捞出沥干；

4. 锅中加油爆香葱段，加入葡萄酒、鸡丁、荔枝肉及调味料拌炒均匀即可。

樱桃——含铁冠军

【药效】

樱桃的含铁量特别高，位于各种水果之首。常食樱桃对缺铁性贫血患者非常适宜，既可补充体内对铁元素的需求，促进血红蛋白再生，又可增强体质，健脑益智。

樱桃中富含果胶，能改变胰岛素的分泌量，具有降低血糖的功能，糖尿病患者不妨多吃。

樱桃除含有丰富的维生素外，还含有花色素、花青素、红色素等多种生物素，这些生物素具有抗氧化性，可以促进血液循环，有助尿酸的排泄，缓解因痛风、关节炎等所引起的不适。

樱桃具有止痛消炎的效果，美国密西根大学的科学家们认为：吃 20 粒樱桃比吃阿司匹林还有效。因此，营养学家建议，痛风、关节炎患者每天应吃 20 颗樱桃。

【禁忌】

樱桃因含铁多，再加上含有一定量的氰甙，若一次性食用过多会引起铁中毒或氢氧化物中毒。

樱桃属温热性水果，体质燥热的人，如阴虚火旺、大便干燥、口臭及其他热病者不宜多吃。

【樱桃简介】

樱桃别名莺桃、荆桃、含桃等，是一种乔木果实，号称"百果第一枝"。据说黄莺特别喜好啄食这种果子，因而名为"莺桃"。樱桃果实色泽红艳光洁，小如珍珠，玲珑如玛瑙宝石，味道甘甜而酸，既可鲜食，又可腌制或作为其他菜肴食品的点缀，因而倍受青睐。

【营养价值】

樱桃果呈球形，营养价值高，每 100 克樱桃鲜果中，含糖 8 克，蛋白质 1.2 克，钙 6 毫克，铁 5.9 毫克，胡萝卜素 0.3 毫克，维生素 C 11 毫克，其中含铁量比等量的苹果、橘子、梨要高 20 倍以上，居水果之首位。樱桃果汁可治浇伤、烫伤，有止痛、防止化浓之功能；樱桃叶煮水口服可温胃健脾，止血解毒，治胃塞、食积、腹泻、吐血、疮毒肿痛。常食樱桃对缺铁性贫血患者尤为有利。

【食用方法】

樱桃分为甜樱桃和酸樱桃两种。甜樱桃适合于鲜吃，酸樱桃多用来做成水果派、罐头食品、果酱、果汁等。美味师们常使用暗红而清甜的冷冻樱桃制成冰淇淋，在饼干、蛋糕、松饼里添加樱桃，将樱桃制作成肉类的美味调味品。

【挑选方法】

购买樱桃时，要挑选有光泽、足够丰满、不太硬的。

尽量挑选带茎的樱桃，掉茎的往往表示熟过头了，而且已经不再新鲜。

不要买不成熟或有伤痕的樱桃。

【储存方法】

樱桃宜烂，故不宜存放时间过长。吃不完时可将它们放入一个严实的容器里，但要尽快吃完。

【推荐食谱】

冬菇樱桃

原料：

鲜樱桃 60 枚，水发冬菇 100 克，豌豆苗 50 克，精盐、水淀粉、麻油、鲜汤、料酒、酱油、食和油、白糖、鸡精、姜汁适量。

做法：

1. 将鲜樱桃、水发冬菇清洗干净；豌豆苗洗净切段。

2. 将炒锅烧热后下入食用油，烧至六成热时，放入冬菇煸炒，随后加入姜汁、料酒拌匀，再加入精盐、白糖、酱油和鲜汤，待烧沸后改为小火煨烧；

3. 将豌豆苗、鸡精加入锅中，入味后用水淀粉勾芡，然后放入樱桃，淋上麻油，出锅装盘即成。

功效：

降压降脂。

樱桃甜汤

原料：

鲜樱桃 1000 克，白糖 500 克。

做法：

将樱桃洗净，加水煎煮 25 分钟后，再加入白糖熬二沸后停火，即可服用。每日服 30~40 克。

功效：

治疗缺铁性贫血。

猕猴桃——维 C 之王

【药效】

猕猴桃含的粗纤维和膳食纤维是生食水果中最高的，能降低人体血液中的胆固醇及三酸甘油酯，对高血压、高血脂及冠心病均有防治效果。

猕猴桃中含有大量的维生素 C，能够有效抑制烧烤类食物的硝化反应，防止癌症发生。

猕猴桃富含蛋白酶，可促进蛋白质的消化，这对于目前动物性食物大量增加的人们来说十分有益。

猕猴桃中含有的血清促进素具有稳定情绪、镇静心情的作用，对忧郁症有很好地预防作用。而且，它所含有的天然肌醇，有助于脑部活动，因此能帮助忧郁之人走出情绪低谷。

【禁忌】

脾胃虚寒的人要禁食猕猴桃，因为猕猴桃性质寒凉，脾胃功能较弱的人食用过多，会导致腹痛腹泻。

食用猕猴桃后不要马上喝牛奶或吃其他乳制品，因为猕猴桃中维生素 C 含量高，易与奶制品中的蛋白质凝结成块，使人出现腹胀、腹痛、腹泻等症状。

猕猴桃含维生素 C，常吃猕猴桃可干扰黑色素生成，有助于消除皮肤上的雀斑。

【猕猴桃简介】

猕猴桃又名阳桃、毛梨。果皮上有淡色绒毛，皮薄汁多，翡翠色果肉，酸甜可口。猕猴桃的名字中虽有"桃"字，但实则与桃无关。李时珍的《本草纲目》中称，猕猴桃"其形如梨，其色如桃，而猕猴喜食故有该名"。全世界猕猴桃约有 56 种，中国约有 52 种。

猕猴桃之所以倍受推崇，在于它有三个特点：一是好吃，充分成熟的猕猴桃，软糯多汁，酸甜可口；二是耐贮运，硕果采收，便于长途运销，货架寿命长；三是营养价值高，有人称猕猴桃为"维 C 之王"。

【营养价值】

猕猴桃中维生素 C 的含量极高，每 100 克新鲜猕猴桃中，维生素 C 含量为 62 毫克，有些品种的猕猴桃甚至达 420 毫克，比苹果高 10 倍至十几倍，是维生素 C 的极佳来源，被誉为"维 C 之王"。

除此之外，猕猴桃还含有维生素 B、多种氨基酸、蛋白酶、拮抗酶、碳水化合物，以及镁、钙、钾等矿物质及良好的可溶性膳食纤维。

【食用方法】

猕猴桃以鲜食为主，但过软与变腐不能吃，不成熟也不能吃。

【挑选方法】

质地较软，伴有香气的猕猴桃已经充分成熟，是食用的适宜状态，挑选这类为佳。

果实捏起来很软，但却感觉气鼓鼓的，并有异味，这样的猕猴桃一定不要买，因为它们可能已过熟或腐烂。

【储存方法】

尚未成熟的猕猴桃可以用塑料袋密封，在常温下放置 4 天左右，可以自然熟化。

如果刚买回的猕猴桃不准备马上吃，最好用塑料袋包好，保存在冰箱内。

【推荐食谱】

三品羹

原料：

猕猴桃 200 克，苹果 1 个，香蕉 1 个，白糖 30 克，水淀粉适量。

做法：

1. 将猕猴桃入碗内上笼蒸熟，取出晾凉后用干净纱布挤出肉汁；

2. 将苹果洗净后去核去皮，切成小丁；香蕉去皮，切成小丁备用；

3. 锅中加清水适量，放入猕猴桃汁煮沸、白糖，再将香蕉丁、苹果丁相继倒入锅中煮沸，用水调淀粉勾芡即成。

功效：

润肺健脾。

大枣——天然维生素丸

【药效】

中医认为大枣有缓和药性的作用，常与剧烈或有毒的药物同用，可以缓和药物的副作用，同时保护脾胃。

大枣中含有一种叫做芦丁的物质，可以软化血管，防治高血压。

红枣中含有大量抗过敏性物质－环磷酸腺苷，能够阻止过敏症状的发生，所以大枣对于治疗过敏性紫癜也很有疗效。

女性经常食用大枣，可以缓解诸如精神恍惚、夜卧不安、失眠惊悸等更年期症状，可以起到镇静安神、养血益气、柔肝缓急之功效。

大枣中含有丰富的维生素 C 以及环—磷酸腺苷等，这些物质能减轻各种化学药物对肝脏的损害，并可促进蛋白合成，增加血清总蛋白含量。因此，大枣可作为慢性肝炎和早期肝硬化的辅助治疗药物。

【禁忌】

大枣含糖丰富，糖尿病者宜慎食，过多食用会加重病情，加重肾脏代谢负担。

大枣属于高钾食物，尿毒症患者及肾功能失调者均不宜多食。

因大枣性赞助湿，食用过多会引起胃酸过量和腹胀等，故一次不可多吃。

腐烂的大枣切记不能食用，否则会出现头晕、视力障碍等中毒反应，严重者还可能危及生命。

【大枣简介】

我国是大枣的故乡，早在 3000 多年前，我国就已经种植枣树了。常见的大枣品种有红枣、灰枣、金丝枣、梨枣、圆枣、扁枣等，经加工后制成的枣有黑枣、焦枣、醉枣、脆枣等。在我国，枣的产地主要在河北、河南、山西、陕西、山东等北方地区。

大枣为果中佳品，食药兼得，食之，既品尝了美味，又滋补了身体，堪称其乐无穷。

【营养价值】

大枣所含营养丰富，尤其是维生素 C，每 100 克鲜枣中所含维生素 C 可达 380～600 毫克，是柑橘含量的 20 倍左右，是苹果和梨、桃含量的 100 倍左右。此外，大枣中所含的维生素 P、维生素 E 等也都居百果之冠，故享有"天然维生素丸"的美称。民间有"每天吃枣，郎中少找"之说。

【食用方法】

大枣是滋养强身的食物之一，民间普遍把大枣作为滋补佳品，吃法更是多样，可生食、煮食、蒸食。

【挑选方法】

选购大枣时，要挑选表面有光泽、外表呈紫红色的大枣，并且表面皱纹越少越好。

【储存方法】

新鲜大枣在储存时怕风、怕高温、怕潮湿。大枣受风后容易干皱，皮变黑；高温潮湿，则易变软出浆，生虫发霉。所以保存大枣最好在存放前先曝晒四五天。如果用 30 克的盐，炒好后研成粉末，分层撒到大枣上，然后封好，这样的保鲜效果极佳。

如果数量较少，则可以放在冰箱内储存，但温度最好控制在 0℃左右。

【食物相克】

大枣 + 虾 = 剧毒

【推荐食谱】

大枣蛇床子粥

原料：

大枣 20 颗，米 150 克，蛇床子 30 克。

做法：

1. 大枣用水浸泡 1 个小时，待其变软后，切成小块；

2. 把米洗净，加入枣块和清水；

3. 将 30 克蛇床子装入纱布袋中，与枣块同煮，煮好后将药袋取出，弃取药渣。

功效：

入口香滑、温润，甘甜美味。

猪皮大枣烩蹄筋

原料：

油发猪皮500克，大枣150克，水发蹄筋50克，鸡汤150克，料酒10克，干辣椒、葱末、姜末、蒜片、酱油、精盐、八角、色拉油适量。

做法：

1. 将蹄筋入水中煮两小时后捞出，剁成小块；

2. 将锅内放少许油，烧热后下入姜末、葱末、蒜片、酱油、八角、料酒、精盐、干辣椒、鸡汤，倒入肉皮、蹄筋，一起炖煮30分钟；

3. 大枣另用小锅煮20分钟后去核，再将其倒入肉皮、蹄筋中，煮15分钟即成。

功效：

强筋壮骨。

核桃——营养丰富的益智果

【药效】

核桃中含有丰富的亚油酸和不饱和脂肪酸，能够抑制体内胆固醇的形成，进而降低胆汁中胆固醇的浓度，防止胆结石的形成。

核桃仁有顺气补血，止咳化痰，润肺补肾等功能。它含有大量的钙、磷、铁等物质，不但有防治头发过早变白和脱落的功能，还可以起到润肤的作用。

核桃含有丰富的蛋白质、维生素和矿物质，对人体有较高的保健作用。

核桃富含不饱和脂肪酸、磷脂、蛋白质等多种营养素，对胎儿胚胎的脑发育非常有利。因此，早孕反应严重的准妈妈可以食用核桃来代替觉得油腻的肉。

核桃中含有丰富的脂肪，所以体重肥胖、欲减肥者不宜食用。

多食核桃会使舌苔变白腻，所以在看中医前不要食用，以免造成误诊。

核桃油腻滑肠，并且易生痰助火，泄泻者、痰多咳嗽及阴虚有热者忌食。

【核桃简介】

核桃又名胡桃，它与腰果、扁桃、榛子一起并称为"世界四大干果"。

据有关史料记载，核桃是西汉时张骞由西域带回，先在京都长安栽培，可是条件不合适，长势很差。后来移植商洛山中，生长茂密挂果累累。商洛核桃品种多，质量好。经初步普查，核桃共有48个品种。

现在，核桃几乎遍及世界各地，但主要分布在美洲、亚洲以及欧洲。在国内，核桃享有盛名，被称为"万岁子""长寿果""养人之宝"等，其丰富的营养价值和卓著的健脑功效已经为越来越多的人所推崇。在国外，核桃更被称为"大力士食品""营养丰富的坚果""益智果"等。

【营养价值】

核桃仁营养丰富。据测定，1公斤核桃仁相当于5公斤鸡蛋和9公斤牛奶的营养价值。核桃仁具有很高的热量，每公斤含热量8000~8500卡，含脂肪63%、蛋白质15.4%、碳水化合物10%、粗纤维5.8%、灰分1.5%。除此之外，核桃还含有多种人体所需的微量元素。核桃油气味芳香，居食用植物油中的上乘，是加工各种糕点的最佳油料。

【食用方法】

核桃只可食仁。核桃仁可以生吃，也可以加入适量盐水煮熟吃，还可以和薏仁、栗子等一起煮粥吃。但切忌食用过多，否则会导致呕吐、头晕等症状。

【挑选方法】

挑选核桃首先要看外观，好的核桃一般果形圆整，壳薄，沟纹少而浅，壳色淡褐有光泽。若沟纹多而深，有水湿痕迹的大都较差。

核桃壳特别白净的最好不要选，因为有些小贩会用硫磺和漂白粉将核桃熏蒸，这种核桃食用后十分有害。所以，买核桃应选外壳稍黑者。

挑选核桃时也可以听声音，好的核桃在相互碰撞时声音发脆，若声音浑浊发闷则不好。

在核桃仁的选择上，一般以果肉颜色黄白、肉质生脆的为上品；而劣质的果肉表皮有褐色斑纹，肉呈褐色，明显泛油。

【储存方法】

由于核桃仁含脂肪较多，因而怕潮怕热，所以在保存时应注意防潮防高温，以免脂肪氧化酸败。如果数量不太多，可以用麻袋包好，放进冷库中低温储藏。

如果核桃仁在储存中泛潮，千万不可曝晒，否则只会使油脂外溢速度加快。

【食物相克】

核桃+野鸡=中毒

核桃 + 糖 = 破坏营养元素

核桃 + 白酒 = 咯血

【推荐食谱】

核桃粥

原料：

大米 60 克，核桃仁 30 克，黄豆、白芨适量。

做法：

1. 将黄豆和白芨一起炒熟，磨成粉状，备用；

2. 将大米煮粥，核桃仁捣碎，再加入黄豆白芨粉 30 克，冰糖适量，熬成糊状，每日服用 1 次。

功效：

核桃粥是一种很有效的美容食品，它能令皮肤细嫩、红润。

核桃花生猪尾汤

原料：

核桃 10 个，花生仁 150 克，猪尾 1 条，陈皮 10 克。

做法：

1. 猪尾去毛洗净后切成段，备用；

2. 核桃仁保留红棕色核桃衣，与花生仁、陈皮分别用清水洗净，备用；

3. 沙锅内放适量清水，煮至水沸后放入以上全部原料，用中火炖 3 个小时左右，加入食盐少许即可。

功效：

健脾补肾、益精补髓。

小麦——养心益肾的好食物

【药效】

小麦的主要功能是养心、益肾、活血及健脾。

食用全麦食物如全麦面包和点心，可以缓解精神压力、紧张、乏力等不适症状。

若出现虚热多汗、口干舌燥、心烦失眠等症状时，可以吃一些秤小麦，因秤小麦性甘味凉，具有镇静、止汗、生津的功效。

进食全麦食品，可以降低血液循环中雌激素的含量，从而达到防治乳腺癌的目的。

小麦中有丰富的维生素 B 群，可以起到美发的作用。

食用味精加工的小麦能缓解更年期综合征。

小麦粉（面粉）有嫩肤、除皱、祛斑的功效。

【禁忌】

肠胃不好、胃酸过多的人吃全麦面包不要过量，因为面包中的酵母被消化后，容易产生胃酸。

香喷喷的面包出炉后放上两个小时再吃最好，因为刚出炉时就马上吃，会影响肠胃消化。

据研究发现，小麦中含有少量的天然二氮类物质，容易造成肝病患者神志不清、嗜睡、木僵或昏迷等症状，所以肝病患者不适合多吃小麦。

【小麦简介】

小麦属一年生或越年生草本植物，目前世界上 1/3 以上人以小麦为主要食粮，世界小麦贸易额超过所有其他谷物的总和。小麦是我国粮食作物中的重中之重，在我国各地均有种植，以河南、山东最多。

小麦按播种季节分，可分为冬小麦和春小麦。小麦品质的好坏，取决于蛋白质的含量与质量。一般来说，春小麦蛋白质含量高于冬小麦，但春小麦的容重和出粉率低于冬小麦。

通常，我们食用的精面粉是利用小麦的胚乳精加工而成的。虽然它看起精白，吃起来好吃，但麦壳被除去了，相应的营养物质也就没有了。而某些营养素特别是维生素 B 都在麦壳中，若长期只以精面粉为主食会导致脚气病。

全麦面粉是用全麦磨制而成，颜色呈浅棕色，营养部分保持较好，因此推荐大家吃全麦食品。

【营养价值】

小麦是营养比较丰富、经济价值较高的商品粮，小麦面粉含有丰富的营养物质，如淀粉、蛋白质、脂肪、粗纤维、卵磷脂、精氨酸、维生素 B 以及钙、磷、铁等微量元素。

【食用方法】

小麦的食用方法多种多样，在我国主要有蒸、煮、烤、烙等几种食用方法，西欧和美国主要是用来制作面包。面粉与大米搭配着吃最好。

小麦面粉可制成多种主食品种，馒头、烙饼、面条、饺子以及各式面点，应有尽有，极大地丰富了我们的膳食种类。

【挑选方法】

购买小麦制品时，要仔细看商品标志的产品名称、生产日期、生产企业名称及地址、净含量、保质期、质量等级、产品标准号以及其他特殊标注的内容等。

优质面粉具有芳香的小麦味道，如果有霉味或其他异味则最好不要购买。

小麦面粉的颜色白而柔和，并略带淡黄；如果面粉特别白，那一定不是面粉本色，大多是经过漂白或用添加剂变白的，这种面粉最好不要买。

将少量面粉放在嘴里，用牙齿摩擦或咀嚼一下，如发现有泥沙感觉的，就不要买。

【储存方法】

面粉的存放一定要放在干燥、阴凉的环境中，因为面粉一旦受潮就会发酸、发霉、出现异味。

【推荐食谱】

黑豆小麦莲枣汤

原料：

小麦50克，黑豆50克，莲子6枚，黑枣6枚，冰糖少许。

做法：

1. 将小麦和黑豆洗净，加水煮成汁后除去残渣；

2. 将黑枣、莲子放入汁内同煮至熟后加入冰糖，再略煮待冰糖溶化即可。

功效：

滋肾补脾、养心安神。

小麦大枣粥

原料：

小麦60克，大枣7枚，糯米60克。

做法：

将小麦、大枣、糯米分别去除杂质后放入锅内，加适量水，先用大火煮沸后改中火，最后用小火熬成粥。

功效：

固表敛汗、养胃健脾。

荞麦——营养丰富的粗粮

【药效】

荞麦食品有下气利肠、清热解毒的功效，并能够降血压、降血脂、降血糖，因而高血脂、高血压患者多吃荞麦大有益处。

荞麦中含有极其丰富的食物纤维，多食荞麦食品具有良好的预防便秘作用，并可预防大肠癌。

苦荞麦可以利耳目、降气、健胃，能够治疗痢疾、咳嗽、水肿等疾病。

荞麦粉中含大量的黄酮类化合物，尤其富含芦丁，它可维持毛细血管的抵抗力，促进细胞增生和防止血细胞的凝集，扩张冠状动脉，增强冠状动脉血流量。同时，芦丁有保护视力的功效，视力容易受损的人可适当多进食一些荞麦。

荞麦中含有营养价值高、平衡性良好的植物蛋白质，这种蛋白质在体内不易转化成脂肪，所以经常食用荞麦不易引起肥胖症。

【禁忌】

荞麦属于粗粮，所以不宜长时间单独食用，否则可能会造成消化不良，最好能与其他谷物搭配食用。

荞麦食品不宜一次食用过多，否则会引起消化不良。

荞麦性寒，脾胃虚寒者尽量少吃或不吃。

肿瘤患者要忌食，否则会加重病情。

【荞麦简介】

荞麦又名甜荞麦、乌麦、花麦、三角麦，为蓼科一年生宿根性植物。荞麦的果实呈三棱卵圆形，棱角锐，皮色黑或银灰，表面和边缘平滑光亮。彝族的大凉山地区是荞麦的发源地。彝族种植荞麦的历史十分久远，据史料记载，至少在公元前十四世纪中期，甚至还要更远。

荞麦营养丰富，药谱性广，生产期短，抗逆性强，是很受群众喜爱的食品，也是制作各种高级糕点、糖果等食品的优良原料。

【营养价值】

荞麦的营养价值较高，含有70%以上的淀粉，10.8%~11.5%的蛋白质，2.5%~3%的脂肪，1.3%的维生素，还含有钙、磷、铁、钾等10余种矿物质，其营养成分比面粉和大米都高，是适合大众化食用的一种食物。

【食用方法】

荞麦的吃法比较单一，一般被制成面条、猫耳朵等主食。除此之外，荞麦还被制成荞麦扒糕，即把荞麦面用凉水和成粥状，加入少许白矾，用大火熬，边熬边搅拌，待其熬成糊状后，再用手抓熬熟的糊，边沾凉水边拍成椭圆形饼状物，凉后用小刀切成片状，加入调料而制成。

苦荞麦虽然口感上不为很多人接受，但却具有清热解毒、营养丰富的特点，尤其是在夏天，吃上一碗苦荞面条、苦荞凉粉，往往被当作是一种享受。

【挑选方法】

选购荞麦时，直接购买荞麦面就可以了。

要看清面袋上标注的生产日期、净含量、保质期、质量等级、产品标准号等内容。

荞麦面的颜色略黑，过白的荞麦面一般不够纯正。

优质的荞麦面粉不会有牙碜感，如果能尝一尝会比较好判断。

【储存方法】

在干燥、阴凉的地方存放即可。

【食物相克】

荞麦＋鹅肉、猪肉＝伤元气

【推荐食谱】

荞麦烫面饺

原料：

荞麦面300克，面粉300克，羊肉末200克，西葫芦200克，盐、料酒、鸡精、葱末、姜末、鸡蛋液、香油、干淀粉适量。

做法：

1. 将荞麦面和面粉充分混合后放在盆里，加入开水用筷子搅拌均匀，然后揉成面团，再加少量冷水揉软，用湿布盖好饧 25 分钟；

2. 将羊肉末、葱姜末、盐、料酒、香油放入盆中拌匀；

3. 将西葫芦去籽去瓤后擦成丝，用盐稍腌制一会挤去水分，放入羊肉馅中，再加入适量鸡精拌成馅待用；

4. 将面团揪成小剂，擀成皮，包入馅，做成饺子，放到蒸锅中用旺火蒸 15 分钟即可。

功效：

清热解毒、益气宽肠。

荞麦菜卷

原料：

荞麦面 500 克，土豆丝 150 克，鸡蛋 8 个，青椒丝 50 克，酸菜 100 克，干辣椒、蒜末、葱花、精盐、鸡精、调和油、白醋适量。

做法：

1. 在荞麦面里加入水、鸡蛋、精盐搅拌成糊；

2. 用少许调和油擦亮锅底，烧热后用勺将荞麦面糊摇入锅中，用刮板抹平，烙黄一面后翻烙另一面，烙荞麦饼；

3. 锅内倒入调和油，放入一半蒜片、干辣椒、葱花，爆出香味后倒入土豆丝、青椒丝，翻炒至八成熟时调入精盐、味精、白醋，再翻炒几下即可；

4. 锅内再加少许调和油，放入另一半蒜片、干辣椒、葱花炒出香味后，倒入酸菜中，煸炒后调入精盐、翻炒均匀即可；

5. 将烙好的荞麦饼切成正方形，一半卷入炒好的酸菜，一半卷入炒好的土豆丝，装盘即可食用。

功效：

开胃健脾。

芝麻——防止衰老的上佳食品

【药效】

芝麻具有开胃健脾、清热生津、养阴润肺、清肠通便的功效，并能够助消化、化积滞、降血压，可治神经衰弱、便秘等病症。

黑芝麻有着非常好的益肝、补肾、养血、润燥、乌发、美容功效，是上佳的保健美容食品。

芝麻油中含有亚油酸成分，可去除附在血管壁上的胆固醇。

芝麻含有铁以及优质蛋白质，对治疗贫血以及由贫血所引起的呼吸困难、头晕、心悸、关节疼痛等病症都有良好的效果。

【禁忌】

哮喘症患者不宜吃芝麻，因为芝麻会作为过敏原而引起哮喘发作。

体虚怕冷者不宜大量进补芝麻，否则可能会引起腹泻、厌食等不适。

芝麻属发物，凡患有皮肤病、湿疹以及瘙痒等症状的患者应忌食。

【功效】

美容。

芝麻中含有丰富的卵磷脂，可以防止头发过早变白和脱落，保持头发秀美。

芝麻油中含有丰富的维生素 E，具有抗氧化作用，经常食用能消除自由基，延缓衰老。

【芝麻简介】

芝麻别名胡麻，原产非洲，后传入印度，现印度已成为世界第一芝麻生产大国，占世界总栽培面积的三分之一。我国芝麻栽培面积也比较广，占世界总栽培面积的 13.5％。

芝麻主要分为黑芝麻、白芝麻两种，前者色泽乌黑发亮，后者色泽洁白。黑芝麻多作为糕点辅料，白芝麻多作为榨油用。从营养学角度看，无论黑芝麻、白芝麻都是营养丰富的食物。

芝麻是重要的油料作物，芝麻油也叫香油、麻油，用作调味品往往美味可口，且有驱虫、润肠通便及治疗皮肤病等作用。

【营养价值】

芝麻含有丰富的不饱和脂肪酸、蛋白质、钙、磷、铁质等，还有多种维生素和芝麻素、芝麻酚及卵磷脂等物质。芝麻中含量仅占 0.5％ 的芝麻素具有神奇的抗氧化作用，能够起到保肝护心的功效。

另外，芝麻也是高膳食纤维的食物，黑芝麻含量为 28％，白芝麻为

20%，这是芝麻润肠通便的一个重要原因。芝麻的维生素 E 含量也很高，被人们称为"防止衰老的维生素"。芝麻中还含有各种矿物质，常食黑芝麻对预防或缓解高血压有益。

【食用方法】

芝麻可以生食，也可以炒食，但更多的是用来作为其他食品的点缀。另外，芝麻多被用来制成芝麻油食用。

【挑选方法】

芝麻在秋季上市，有白色、黄色、棕红色以及黑色等多种，其中黑芝麻品种最佳。

粒大、饱满、香味正、无杂质的芝麻为上品。

【储存方法】

芝麻应存放在通风、干燥处。

天热时，芝麻的存放要注意保持阴凉，以防止其走油变质，影响食用味道。

【食物相克】

芝麻 + 鸡肉 = 严重时会导致死亡

【推荐食谱】

芝麻粥

原料：

芝麻 50 克，白米 150 克，糖 30 克。

做法：

将芝麻与白米一起放入锅内煮成粥，然后加入糖调匀即可食用。

功效：

补肝益肾、乌发美颜。

升麻芝麻炖猪大肠

原料：

升麻 30 克，黑芝麻 150 克，猪大肠 1 根，姜、葱、食盐、料酒适量。

做法：

将升麻、黑芝麻装入猪大肠内，放入砂锅中，加姜、葱、料酒、水各适量，再将砂锅置火上，用大火烧沸后改用小火再炖 3 小时即成。

功效：

补肝肾、润肠道。

花生——民间的"长生果"

【药效】

花生有健脾和胃、润肺化痰、滋阴调气的功能，对于营养不良及咳嗽等症状有一定疗效。

花生中所含的谷氨酸和天门冬氨酸能够促进脑细胞发育和增强记忆力。

花生所含的维生素 K 具有凝血作用，脑磷脂和卵磷脂是神经系统所必需的主要物质，能够增强脑功能，延缓脑力衰退。

花生可以防治肿瘤类疾病，而且是降低血小板聚集、预防和治疗动脉粥样硬化、心脑血管疾病的预防剂。

花生衣中的维生素 B 对治疗脚浮肿以及脚气都很有功效。

花生具有降低胆固醇的作用，并有助于防治动脉硬化、高血压和冠心病。

【禁忌】

糖尿病患者不宜食用花生，否则将使病情加重。

花生脂肪高、热量高，故高脂蛋白血症患者不宜食用。

花生含油脂多，患有肠胃疾病或皮肤油脂分泌旺盛、易长青春痘的人，不宜大量食用。

油炸花生米容易引起上火，伤风感冒及喉咙发炎患者，则应少吃。

霉变的花生制品可致癌，故千万不能食用。

跌打淤肿或伤口化脓的病人不宜多吃花生。

【花生简介】

花生，也叫落花生、地果、唐人豆，原产于南美洲，现主要分布在亚洲、非洲和美洲的热带和亚热带地区。印度种植面积约占世界栽培面积三分之一。中国居第二位，约占世界栽培面积的 15％ 左右，主产区为山东、广东、河北、河南、广西、辽宁、四川、安徽、江苏等地。

花生能滋养补益，有助于延年益寿，所以民间又称它为"长生果"，并且和黄豆一样被誉为"植物肉""素中之荤"。

【营养价值】

花生营养丰富，脂肪含量高，花生仁含油45%～55%，是优质食用油，不饱和脂肪酸含量高达80%左右；蛋白质含量也高，花生仁中蛋白质高达25%～30%；维生素E含量丰富，100克花生油含维生素E约42毫克。此外，花生还含有核黄素、钙、磷、硒、卵磷脂、胆碱、维生素K等。花生的红色外皮含有大量维生素B_1、维生素B_2。

【食用方法】

花生可以生食，烹调的方法也很多，如油炸、炒、煮、炖等。高温油炸、炒会破坏花生肉的某些维生素，所以，以水煮花生为最佳的烹调方法。它具有不温不火、易于入口及容易消化的特点，可说是老少皆宜。

【挑选方法】

颗粒饱满、干燥，果仁色白，气香油足，并且没有霉变的花生为上品。

【储存方法】

湿花生需要放在冰箱内保存，以免腐烂。

干花生只需放进塑料袋内即可保存，但一定注意不要让它受潮。

【食物相克】

花生 + 黄瓜 = 伤身

【推荐食谱】

花生仁蹄花汤

原料：

猪蹄1000克，花生仁250克，老姜20克，胡椒粉、味精、葱花、食盐适量。

做法：

1. 将猪蹄刮洗干净，剁成4厘米见方的小块；花生仁用温水浸泡；

2. 将砂锅置旺火上，加水2500毫升，放入猪蹄烧沸后撇去浮沫，再放入花生仁、姜；

3. 猪蹄五成熟时，将锅移至小火上，加入食盐继续煨炖；

4. 猪蹄炖熟烂后，起锅盛入汤碗中，再撒上胡椒粉、葱花、味精即可食用。

功效：

补血、通乳、润肠。

芹菜凉拌花生仁

原料：

花生仁 300 克，芹菜 300 克，花生油、精盐、味精、白糖、醋、花椒油各适量。

做法：

1. 将锅中放入花生油烧热，加花生仁炸酥后捞出，去皮；

2. 将芹菜洗净、切段，放沸水锅里焯一下捞出，再用冷水冲凉一遍，控净水分；

3. 将芹菜段均匀地码在盘中成圈状，花生仁放在芹菜圈中；

4. 把精盐、味精、白糖、醋、花椒油放在小碗内调好，浇在芹菜上，拌匀即可。

功效：

降压消脂、促进凝血。

绿豆——清热解毒的谷物

【药效】

绿豆未甘而性寒，可清热解毒、润脾通便，可以治疗大便干燥、小便不爽等症。

绿豆适用于冠心病、中暑、暑热烦渴、疮毒等症，常食绿豆对上述症状有明显的治疗效果。

绿豆与大米各半煮粥服用，既可解毒，又健脾胃，适用于因吐泻严重而致使药物难进的症状。

经常在有毒环境下工作或接触有毒物质的人、热性体质、高血压患者、咽喉肿痛、大便燥结者经常食用绿豆，可起到解毒保健的作用。

绿豆中赖氨酸的含量明显要高于其他作物，而赖氨酸是人体所必需的重要氨基酸，它是合成蛋白质的重要原料，可以提高蛋白质的利用率，从而增进食欲和消化功能，并促进发育、提高智力、长身高、增体重，故被称为营养氨基酸。

绿豆中富含淀粉、脂肪、蛋白质以及多种维生素、锌、钙等矿物质，正在孕育宝宝的准妈妈们多吃点绿豆，可以补充自身以及宝宝所需要的各种元素。

【禁忌】

绿豆性寒，故体质虚弱或患有寒症者，不宜食用绿豆。

绿豆性凉，中毒性肝炎患者忌用，脾胃虚弱的人也不宜多吃。

服中药时，不要以绿豆汤喂服，或吃绿豆，否则会影响到药效。

【绿豆简介】

绿豆，古称大豆、宫绿、青小豆，原产于我国，栽培历史已有2000多年，北魏贾思勰所著《齐民要术》中已有记载。目前在我国各地均有播种，主要产区以东北、黄淮平原最多，江苏、河北次之。

绿豆果实为荚果，脱荚后成为种子。每个果荚内有4~8粒种子，种子为短矩形，外面呈蜡质，有光泽，大多呈翠绿色，也有黄绿色和蓝绿色及其他颜色。

绿豆中的碳水化合物主要成分为淀粉，煮熟后软糯松沙，与大米搭配食用，清香可口，而且可发挥谷类与豆类蛋白质的互补作用，使生物学价值倍增，对健康大有裨益。

【营养价值】

绿豆营养丰富，据测定，每100克绿豆中含有碳水化合物59克，蛋白质22.1克，脂肪0.8克，钙155毫克，磷417毫克，还包括铁及维生素等。绿豆的蛋白质比较齐全，特别是苯丙氨酸和赖氨酸比较多，其中赖氨酸的含量是小米的3倍。

【食用方法】

绿豆可做成汤当茶饮，也可烧饭，可熬粥，还可以将其发芽进行炒食。除了做粮食食用外，绿豆还可制作成许多可口的食品，如粉丝、粉条、粉皮、凉粉、豆芽菜、绿豆糕、绿豆酒、绿豆沙等。

需要注意的是，千万不要食用未煮烂的绿豆，因为未煮烂的绿豆腥味强烈，食后易引起恶心、呕吐。

【挑选方法】

购买时，挑选个大、饱满、颜色呈暗绿色的绿豆。

颗粒上皱纹过多的绿豆不要选择，因为它们可能是青绿豆的果实。

【储存方法】

绿豆储存需要注意的是小心虫蛀，尤其是夏季，存放不慎，就会产生成群的豆虫，所以存放前，绿豆一定要晒得特别干燥，然后收藏在密封较好的容器中。

在储存绿豆前，将绿豆放在沸水中浸泡2分钟，可以杀死虫或虫卵，然后捞出摊开晾晒干透后，再收藏在容器中密封保存，绿豆就不易生虫了。

【食物相克】

绿豆 + 狗肉 = 伤元气

【推荐食谱】

绿豆薏仁粥

原料：

绿豆 30 克，薏仁 30 克，糖适量。

做法：

1. 将绿豆及薏仁用清水浸泡过夜；

2. 将泡好的绿豆和薏仁放入锅内加清水用大火烧，然后转为小火煮至熟透，加入适量糖即可食用。

功效：

利尿、改善水肿。

百合绿豆汤

原料：

绿豆 200 克，鲜百合 100 克，冰糖适量。

做法：

将百合掰开去皮，与绿豆一同放入砂锅内，加入适量水后用大火煮沸，再改用小火煲至绿豆开花百合破烂时，加入冰糖即可食用。

功效：

清热解暑。

红小豆——药效丰富的"心之谷"

【药效】

红小豆含有丰富的皂角甙，经常食用可刺激肠道，因此具有良好的利尿作用，能解毒、解酒，心脏病和肾病、肝硬化、水肿患者宜多食用。

红小豆富含膳食纤维，它可以通肠、降血压、降血脂、解毒抗癌、调节血糖、预防结石、健美减肥。

红小豆中含有较多的铁、钙等微量元素，对血色素的提高大有帮助，可帮助产妇补血、去寒，故产妇可适当多吃。

红小豆含有叶酸，处于哺乳期的女性多吃红小豆有催乳的功效。

【禁忌】

红小豆利尿，故尿频的人应少吃。

【红小豆简介】

红小豆又名赤豆、赤小豆。它具有"律津液、利小便、消胀、除肿、止吐"的功能，被李时珍称为"心之谷"。红小豆是人们生活中不可缺少的低脂肪、高蛋白、高营养、多功能的杂粮，也是男女老幼四季皆宜的饮食保健佳品。

【营养价值】

红小豆营养丰富，含有大量的蛋白质、糖、钙、磷、铁以及多种维生素等，其蛋白质含量很高，且营养成分齐全，尤其是氨基酸含量较高。据测定，每 100 克红豆中含蛋白质 21.7 克、脂肪 0.8 克、碳水化合物 60.7 克、钙 76 毫克、磷 386 毫克、铁 4.5 毫克、硫胺素 0.43 毫克，核黄素 0.16 毫克、烟酸 2.1 毫克。

【食用方法】

红小豆蛋白质中的赖氨酸含量较高，宜与谷类食品混合成豆沙包、豆饭、豆粥等食用。

【挑选方法】

尽量挑选颗粒饱满、表面光滑的红小豆果实。

有褶皱、破碎、虫蛀或残缺的豆粒，不要购买。

芽或幼根突破种皮的颗粒，也不要购买。

【储存方法】

红小豆需要存放在干燥、阴凉的地方。

为防止生虫，可以将两瓣大蒜放入装豆子的容器或口袋中，这样可使其保持两年不被虫蛀。

【食物相克】

红小豆 + 羊肉 = 温凉相克

【推荐食谱】

红小豆蒸鲤鱼

原料：

鲤鱼 500 克，红小豆 150 克，陈皮 8 克，花椒 8 克，草果 8 克，盐、姜、葱、胡椒适量。

做法：

1. 将鱼洗净后备用；

2. 将红小豆、陈皮、花椒、草果放入鱼腹腔内；

3. 加入姜、葱、胡椒、盐、鸡汤，上笼蒸 2 小时，鱼熟即可食用。

功效：

对营养不良性浮肿有一定疗效。

兔肉——荤中之素

【药效】

兔肉是大补食品，身体虚弱、四肢乏力的人吃兔肉进补的功效显著，男性食兔肉可延长寿命。

兔肉中富含卵磷脂，它能促进青少年大脑和其他器官的发育，有很好的益智的功效。

兔肉中卵磷脂含量高而胆固醇含量低，当人体血液中磷脂高、胆固醇低时，胆固醇沉积在血管中的可能性就会大大减少。因此，常吃兔肉可以阻止血栓的形成，对血管壁有明显的保护作用，所以兔肉是动脉硬化、高血压、肥胖症患者和老年人最理想的肉食品。

用兔肉加鲤鱼炖食，对治疗慢性气管炎具有很好的疗效。

人体如果缺乏烟酸会导致皮肤粗糙，产生皮炎，而兔肉中维生素、烟酸含量较多，常吃兔肉可使人皮肤细腻白嫩，从而起到美容作用。在欧洲和日本，兔肉被称为"美容肉"。

【禁忌】

兔肉性凉，所以寒冬及初春季节不宜吃兔肉，吃兔肉的最好季节是夏季，可清毒祛热。

兔肉能滋阴凉血，所以孕妇及经期女性不宜食用兔肉。

四肢怕冷、性冷淡等有明显阳虚症状的女子也不宜吃兔肉。脾胃虚寒、腹泻者忌食兔肉。

【兔肉简介】

兔吃百草，故兔肉是一种回归自然的绿色保健食品，其脂肪和胆固醇含量低于所有的肉类，因而对兔肉有"荤中之素"的说法。俗话说："飞禽莫如鸽，走兽莫如兔""要吃两条腿的鸽、四条腿的兔"。人们之所以对兔肉有很高的评价，不仅因为兔肉味道鲜美，而且营养成分丰富全面，是一种对人体十分有益的药用补品，具有特殊的食用价值，同时也是理想的保健、美容、滋补肉食品，堪称肉中之王。在我国民间，历来将兔肉或兔肉药膳作为病人康复及产妇的滋补佳品。

【营养价值】

兔肉的营养价值非常高，蛋白质含量高达70%而脂肪含量却非常低，经常食用不会使人肥胖。兔肉含磷脂量也异常丰富，而且兔肉非常鲜嫩，纤维素多，结缔组织少，经常吃兔肉可使人体血液中的磷脂增加，从而达到降低胆固醇的作用。

营养专家认为，多吃兔肉，不仅可以健身，还可以健脑，故称兔肉为"健美肉""健脑肉"。在21世纪，兔肉将是人类获取蛋白质的主要来源之一。

【食用方法】

兔肉的食用要看兔龄，一龄兔的肉质最好，可以根据自己的喜好采用煎、炒、炸、蒸等方法。超过一龄的兔肉只宜红烧、红焖和清炖。

兔肉在烹调前，必须先用凉水冲洗干净，并应将其生殖器官、排泄器官及各种腺体和整条脊骨提出。因为兔肉瘦多肥少，烹制时要多放油。在选用配料时，不宜选燥热性的附子、肉桂、炮姜，而应用温凉性的海带、枸杞、香菇等。

身体虚弱的人，可将兔肉加水煮至极烂后滤出骨，食肉喝汤；或者将兔肉与红枣一同炖烂食用。如果兔肉加鲤鱼炖食，可治疗慢性气管炎；兔肉加蛇肉炖食可治瘫痪；兔肉加胡椒治胃寒，并具有一定抗癌防癌作用。

【挑选方法】

新鲜的兔肉外表微干或有风干的膜，不粘手。

新鲜的兔肉有光泽，红色均匀，脂肪洁白或呈黄色；肉质呈暗色的不要购买。

新鲜的兔肉具有正常的气味，如果有氨味、酸味或其他异味的话，也不要购买。

用手指按出凹陷后，新鲜优质的兔肉能恢复原状。

【储存方法】

将买回来的新鲜兔肉放入冰箱冻藏，可储存一周。

【食物相克】

兔肉 + 鸭血 = 腹泻

兔肉 + 小白菜 = 呕吐、腹泻

兔肉 + 芹菜 = 脱发

【推荐食谱】

兔肉健脾汤

原料：

兔肉 200 克，淮山药 30 克，枸杞 15 克，黄芪 15 克，党参 15 克，大枣 30 克。

做法：

将原料一起煮汤食用。

功效：

健脾益气，治身体虚弱。

罗汉果兔肉

原料：

兔肉 300 克，罗汉果 1 个，鲜汤 300 克，莴笋 100 克，素油 50 克，姜、葱、酱油、料酒、盐、味精、白糖适量。

做法：

1. 将罗汉果打破，兔肉洗净切块，莴笋去皮切块，姜切片，葱切段；

2. 将炒锅内加入素油，烧到七成热时，放入葱、姜爆香，再放入兔肉、罗汉果、莴笋、料酒、酱油、盐、白糖、味精、鲜汤一同烧熟即成。

功效：

润肺、止咳、美容。

枸杞兔丁

原料：

兔肉 200 克，枸杞 15 克，素油、姜末、葱末、精盐、味精适量。

做法：

将兔肉切丁，锅内放适量素油烧热后，放入兔肉、枸杞，略炒后再放入葱、姜、精盐、味精等，炒熟即可。

功效：

补益肝肾、滋阴壮阳。

鱼——增强记忆力的好食物

【药效】

鱼的脂肪内含有多种不饱和脂肪酸，例如黄鱼脂肪中不饱和脂肪酸占62%，带鱼为 61%，黄鳝占 69%，对虾占 60%。在不饱和脂肪酸中，长碳链、多价不饱和脂肪酸占的比例也较大，故鱼类脂肪具有一定的防治动脉粥样硬化和冠心病的作用。

鱼肉脂肪中含有一种 22 碳六烯脂肪酸，对活化大脑神经细胞、改善大脑机能、增强记忆力极其重要，因此孩子多吃些鱼肉对增强记忆力有好处。

鱼肝中提取的鱼肝油，含大量维生素 A 和维生素 D，可防治软骨病、夜盲症和眼干燥症等疾病。

【禁忌】

鱼肉中含有丰富的嘌呤类物质，而痛风大多是由于人体内的嘌呤代谢出现紊乱而引起，所以痛风患者忌吃鱼肉。

鱼类的脂肪中含有二十碳五烯酸，它具有降血脂、降低血黏稠浓度、抑制血小板凝集的作用。而出现肝硬化时，机体血小板偏低，容易出血，所以肝硬化患者应尽量少吃或不吃鱼肉。

结核病患者在治疗期间不宜吃鱼，否则药物会与鱼发生过敏反应。

鱼肉所含的水分和蛋白质较多，结缔组织较少，因此非常容易腐败变质，有些鱼类即使刚刚死亡，体内往往已产生食物中毒的毒素。因此，吃鱼一定要新鲜。

有些鱼，如青皮红肉鱼、金枪鱼、鲐鱼等，体内含有较多的组织胺，体质过敏者吃后会引起过敏反应，如皮肤潮红、头晕头痛、哮喘或荨麻疹等，因此要特别注意。

【功效】

美容。

鱼肉中含有丰富的胶原蛋白和黏蛋白，从而能够保持皮肤光洁、无皱纹和富有弹性，防止毛发脱落，并有促使人体肌肉健美和骨骼发育的功效。

带鱼中含有丰富的维生素 A，对减少皮肤皱纹和柔嫩肌肤有较好的作用。

鲢鱼也具有明显的滋润皮肤的功能，尤其皮肤粗糙、无光泽的人常吃鲢鱼可使皮肤变得细嫩、富有光泽。

【鱼简介】

鱼类可分为淡水鱼和海水鱼。常见的淡水鱼有鲤鱼、草鱼、鲫鱼、鲢鱼、武昌鱼、罗非鱼、鳝鱼等；海鱼则包括金枪鱼、带鱼、大黄花鱼、小黄花鱼、鲅鱼、三文鱼和多宝鱼等。

鱼肉是人们日常饮食中比较喜爱的食物，它味道鲜美，不论是食肉还是做汤，都鲜美可口，引人食欲。不论是淡水鱼还是海水鱼，其所含的营养成分大致是相同的，所不同的只不过是各种营养成分的多少而已。鱼肉营养价值极高，儿童经常食用鱼类，生长发育比较快，智力发育也比较好。而且经常食用鱼类，人的身体比较健壮，寿命也比较长。

【营养价值】

鱼肉富含优质蛋白质，鱼肉中的蛋白质含量可达15%～20%，而且其结缔组织含量远比畜肉少，蛋白质组织结构松散，水分含量高，容易被人体消化吸收，消化吸收率可达87%～98%，是理想的蛋白质来源之一。

鱼肉含有高度不饱和脂肪酸，这种成分占鱼脂肪的80%以上。高度不饱和脂肪酸如二十碳五烯酸和二十二碳六烯酸等，是人体必需的脂肪酸，它们不仅不会导致胆固醇升高，还可帮助降血脂、抗血栓形成、改善大脑功能等。

鱼肉含有丰富的维生素和多种无机盐。鱼肉中维生素 B_1 的含量普遍较低，因为鱼肉中含有硫胺酶，能分解破坏维生素 B_1。维生素 B_2 和尼克酸在鳝鱼和蟹中含量较多，如在 100 克黄鳝中，尼克酸含量达 3.7 毫克，维生素 B_2 达 0.98 毫克。鱼肉中几乎不含维生素 C。

鱼肉中还含有铁、磷、钙、钾、碘等无机盐，每 100 克海鱼中含碘就达 500 ~ 1000 微克。

【食用方法】

鱼肉的食用方法多样，可以清炖、煎炸、红烧、腌制等，可根据自己的喜好选择。

【挑选方法】

挑选鱼时，要挑选肥厚、结实、水分多并且闻起来新鲜而没有腥臭味的鱼。

如果买的是冷冻鱼，要确认包装完好无损。

【储存方法】

新鲜的鱼肉可装入塑料袋放在冰箱温度最低的隔层里，但存放不能超过 2 天。

冷冻鱼买回后要马上放入冷藏柜。

生鱼肉要与烹调过的鱼肉分开保存，否则熟肉会被污染。

【食物相克】

鲫鱼 + 猪肉 = 滞气

鲫鱼 + 芥菜 = 水肿

【推荐食谱】

水煮鱼

原料：

草鱼 1 条（约 1200 克），鸡蛋 1 个，色拉油 1000 克，高汤 1200 克，料酒 20 克，精盐 8 克，味精 3 克，胡椒面 3 克，姜片 3 克，蒜瓣 7 克，葱段 8 克，花椒、干辣椒足量。

做法：

1. 将洗净后的草鱼用刀取下两扇鱼肉，把鱼头、鱼骨制成块；

2. 把鱼肉斜刀片成薄片，加入精盐、味精、料酒、鸡蛋清拌匀，裹在鱼片上；

3. 把炒锅加高汤和盐烧沸，放入鱼头、鱼骨，用大火熬煮，开后撇去浮沫，滴入料酒去腥；

4. 汤盆内放黄豆芽垫底，待鱼骨熟后捞起放入汤盆里；

5. 把鱼片抖散入锅，待鱼片刚断生时捞起，放在鱼骨上，然后加入蒜瓣、姜片、葱段、胡椒面、味精、花椒、干辣椒等；

6. 锅洗净后放入色拉油烧至七成热后倒入汤盆里，熬上 2 分钟即成。

功效：

健脾开胃。

虾——蛋白质之王

【药效】

虾皮中含钙量很高，孕妇常吃虾皮，可预防缺钙抽搐症及胎儿缺钙症等。

虾味甘咸，性温热，具有壮阳益肾、补精、通乳之功效。

虾作为滋补和疗效食品，可以治疗久病体虚、气短乏力、食欲不振、面黄羸瘦等症状。

虾可治阳痿体倦、腰疼、腿软、筋骨疼痛、失眠不寐、产后乳少以及丹毒、痈疽、臁疮等症。

虾肉含有丰富的蛋白质，可增加人体内优质胆固醇的比例，经常吃虾可以防治心血管疾病或脂肪肝。

虾中含有铜元素，经常吃虾可预防和治疗牙齿脱落、腿脚不灵、筋骨乏力等症。

虾中含有的微量元素硒，能有效预防癌症。

低脂肪高微量元素的虾对于改善忧郁症也有很好的疗效。

【禁忌】

虾为发物，有疮痿宿疾者或在阴虚火旺时，不宜食虾。

虾中含嘌呤，患有代谢性疾病，如痛风不要吃虾，否则会造成机体的代谢紊乱，使原有的代谢疾病加重。

某些过敏性疾病，如过敏性鼻炎、支气管哮喘等患者忌食虾。

虾不宜和某些水果，如柿子、石榴、山楂、葡萄、青果等一块进食，否则会刺激胃肠道。

【虾简介】

虾，又名"长须公""虎头公""曲身小子"，是甲壳纲十足目长尾亚目的动物，按出产来源不同，分为海水虾和淡水虾两种。我们常见的青虾、河虾、草虾、小龙虾等都是淡水虾；对虾、明虾、基围虾、琵琶虾、龙虾等都是海水虾。虾肉历来被认为既是美味，又是滋补壮阳之妙品。虾的肉质肥嫩鲜美，既无鱼腥味，又没有骨刺，老幼皆宜。

【营养价值】

虾含有大量蛋白质，可食部分蛋白质占 16%～20%，其中以对虾居首，河虾次之。虾还富含脂肪、碳水化合物、维生素、谷氨酸、糖类、核黄素、硫胺素、尼克酸等，其中谷氨酸含量最多，鲜味即由此而来。

虾的含钙量居众食品之首，还含有磷、铁等矿物质及微量元素硒。含营养最高的是虾皮——一种不去壳的小型虾干制品，每 100 克中含蛋白质高达 39.3 克，钙 2 克，磷 1.005 克，铁 5.6 克。

【食用方法】

虾的吃法多样，可制成多种美味佳肴，如葱花虾、炒虾仁、辣椒虾、盐水虾、清蒸虾以及以虾为馅做成的馄饨、水饺等，这些都是令人垂涎的佳肴美食。利用小虾或软壳虾，调以韭菜、面粉制成的油炸虾饼，也是不错的食用方法。

【挑选方法】

鲜虾的特征是头体紧密相连，外壳与虾肉紧贴成一体，且头足完整，虾身硬挺，有一定弯曲度，皮壳发亮，颜色呈青白色。

如果虾的头体连接松懈或脱离，身体松软且不弯曲，虾身节间出现黑腰，体色变黄或变红，则已变质，不要购买。

【储存方法】

保存鲜虾前，先用开水或油汆一下，以使虾的红色固定，鲜味持久，然后再放入冰箱储存。

保存虾仁的时候，先将虾仁放入水中，用竹筷顺着一个方向搅打，直到虾仁发白；然后将水分控干，再加入少许干淀粉和食盐、料酒，再顺一个方向搅打，直到淀粉裹在虾仁上均匀为止，这样储存起来时间会比较长。

【食物相克】

虾 + 维生素 C 药剂 = 导致死亡

【推荐食谱】

米酒炒大虾

原料：

对虾 500 克，米酒适量，生姜 6 克，油适量。

做法：

将对虾去肠洗净，放入米酒中浸泡 15 分钟后取出，加油、生姜，猛火炒熟，调味上碟。

功效

主治肾气不足、阳痿，有通血脉、补肾壮阳的功效。

鲜虾猪蹄汤

原料：

鲜虾 500 克，猪蹄一只，肉汤、黄酒适量。

做法：

将鲜虾洗后去壳，猪蹄切成 6 块，一同放入砂锅内用清水旺火炖熟，加入肉汤、黄酒调味即可食用。

功效：

对产后缺乳有很好的疗效。

白灼虾

原料：

活虾 500 克，葱、姜、红辣椒丝各 20 克，料酒、盐、糖、酱油、味精、高汤、食用油适量。

做法：

1. 炒锅放油烧热，爆香葱、姜、红辣椒丝，放入高汤、糖、盐、酱油、味精，调好口味后入碗中备用；

2. 将水煮沸后放入活虾，加料酒、盐、油少许，待虾尾开叉后，捞出放入盘中即可。吃时剥皮蘸汁。

功效：

益气健脾。

鸡蛋——理想的营养库

【药效】

鸡蛋中含有丰富的蛋白质，特别是蛋黄中的卵磷脂，能够促进肝细胞的再生，对肝脏组织的恢复可起到重要作用。

鸡蛋中含有卵磷脂、胆固醇、甘油三酯和卵黄素，这些物质对大脑和神经系统的发育有很大益处，可以增强人的记忆力，并可避免老年人的智力衰退现象。

鸡蛋中由于卵磷脂的存在，可以有效地降低血清胆固醇，从而预防动脉硬化。

鸡蛋中含有15%的维生素 B_2 和硒、锌等微量元素，这些物质可以分解和氧化人体内的致癌物质，所以常食鸡蛋可以降低患癌症的概率。

鸡蛋加工成咸蛋后，它的含钼量会增加至鲜蛋的 10 倍，特别适宜于骨质疏松的中老年人食用，可以帮助他们延缓衰老。

鸡蛋中含铁丰富，贫血患者多吃鸡蛋可补血。

鸡蛋内膜有消肿止痛的作用。被烫伤时，用鸡蛋内膜敷于创面，四五天即可愈合。

【禁忌】

肾炎病人和皮肤生疮化脓的人不宜吃鸡蛋。

如果正在发热或高烧，应该少吃富含蛋白质的鸡蛋，以免使体内热量增加，体温升高，从而不利于退热。

尽管鸡蛋营养丰富，但腹泻后不宜吃鸡蛋进补，因为腹泻后体内消化液分泌减少，代谢出现紊乱，肠胃的吸收消化功能发生障碍，营养物质经消化道排出体外。这时吃鸡蛋不但起不到滋补的作用，还会进一步导致病情加重。

鸡蛋的蛋白质丰富，故不宜过多食用，健康人平均每天吃不多于 3 个鸡蛋是比较合适的。

吃煮鸡蛋时要多煮一会，因为煮的时间长才可以杀死病毒，从而预防禽流感病毒。

不要吃生鸡蛋，吃生鸡蛋会抑制人体生物素的吸收，造成皮肤湿疹、秃头、疲劳、食欲不佳等问题。

鸡蛋不宜长时间煮烧，那样会妨碍人体对铁的吸收。

【功效】

美容鸡蛋清柔软，富于弹性，能清热、滋润、拉紧皮肤，是按摩皮肤的好材料。在按摩的过程中，其营养物质可以通过毛孔直接被皮肤吸收，起到营养皮肤的作用。

鸡蛋黄不仅可以补血，同时也是制作面膜的重要材料。

【鸡蛋简介】

鸡蛋的营养非常丰富，而且宜于消化和吸收，从四五个月的婴儿到七八十岁的老人，都适宜食用。目前市场上出售的鸡蛋，可以按所含营养附加值的不同和蛋壳的颜色来加以划分。按鸡蛋所含营养附加值分，有富锌鸡蛋、富硒鸡蛋、高钙鸡蛋和益智鸡蛋等，按鸡蛋的蛋壳颜色分，可以分为红壳蛋（也称褐壳蛋）、绿壳蛋和白壳蛋。

【营养价值】

鸡蛋被称作"理想的营养库"，它含有人体几乎所有需要的营养物质。鸡蛋中所含的蛋白质是天然食品中最优秀的蛋白质，且与人体组织蛋白质最为接近，极易被人体吸收。

一个全蛋中，蛋白质含量 10% ~ 15%，脂肪含量为 11% ~ 15%，主要集中在蛋黄内，蛋清中几乎没有脂肪。脂肪中不饱和脂肪酸含量较高，容易为人体消化吸收。

除此之外，鸡蛋还含有卵磷脂和胆固醇。蛋黄中胆固醇含量极高，在每 100 克中含量高达 1705 毫克，是肥猪肉的 17 倍，黄鱼的 21 倍，牛奶的 120 倍。

【食用方法】

鸡蛋在食用方法上应该讲究科学。不熟的鸡蛋绝对不能吃，因为生蛋含有沙门氏菌，抵抗力差的人，如婴儿、老人及肠胃较弱的人，进食半生半熟或生的鸡蛋后，容易令肠胃产生不适。

此外，对老年人和儿童来说，吃鸡蛋应以煮、蒸、汤为好，炒、煎虽然味道好，但较难消化。

【挑选方法】

新鲜鸡蛋的蛋壳较毛糙，色泽光亮洁净，附有一层霜状的粉末；而陈蛋的蛋壳较光滑；臭蛋的外壳则发乌，壳上有油渍。

用手指夹稳鸡蛋在耳边轻轻摇晃，鲜蛋的音实，臭蛋会有瓦碴声，空头蛋有空洞声，裂纹蛋有"啪啪"声。

【储存方法】

新鲜生蛋可以放在冰箱内储存，但千万不要用水清洗。

【食物相克】

鸡蛋 + 糖精 = 中毒

【推荐食谱】

白果鸡蛋

原料：

白果肉5粒，鸡蛋1个。

做法：

将鸡蛋小头打一洞口，把去除皮心的白果填入蛋内，用湿纸糊好洞口，将蛋蒸熟就可以了。

功效：

健脾益气。

红枣鸡蛋汤

原料：

红枣50克，鸡蛋2个，红糖、水适量。

做法：

把红枣去核泡软后加入清水中，煮沸半小时，再将鸡蛋轻轻打入汤中，不要搅拌，煮熟后加入红糖即可食用。

功效：

对妇女产后补养气血有一定功效。